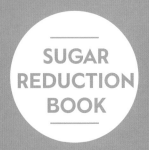

SUGAR
REDUCTION
BOOK

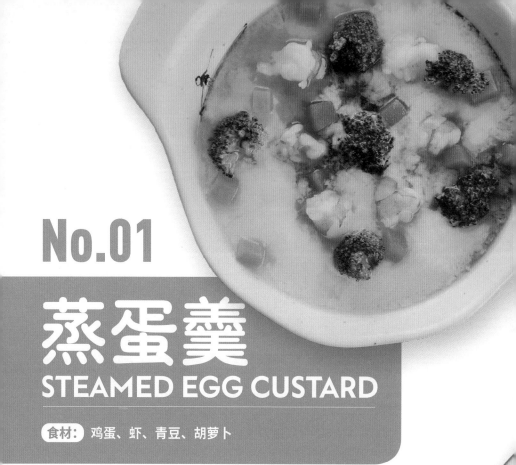

# No.01

# 蒸蛋羹
## STEAMED EGG CUSTARD

**食材：** 鸡蛋、虾、青豆、胡萝卜

**做法：**

1. 鲜虾去皮去虾线，胡萝卜切丁；

2. 将鸡蛋敲入大碗中打散；

3. 取鸡蛋液 1.5 倍分量的温开水，边搅鸡蛋液边倒入碗中，将产生的气泡挑出，或者过一遍筛，加适量盐，滴几滴植物油，锅里烧开水后入锅隔水蒸 5 分钟；

4. 放入青豆、处理好的虾、胡萝卜丁；

5. 蒸 5 分钟，关火。

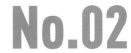 

# 豆腐白菜粉丝汤

## BEAN CURD, CABBAGE AND VERMICELLI SOUP

**食材：**

娃娃菜、豆腐、粉丝、枸杞

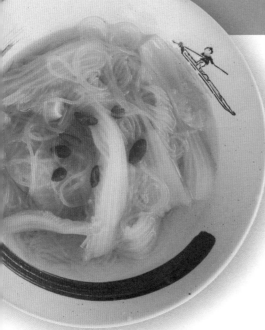

**做法：**

1. 粉丝提前泡软，剪成段；娃娃菜洗净，切成段备用，豆腐切小块；

2. 热锅凉油六成热，放入葱姜炒香；

3. 放入切好的娃娃菜翻炒至稍软，加入鸡汤或清水烧开，放豆腐、枸杞，小火炖 10 分钟，加盐调味，出锅。

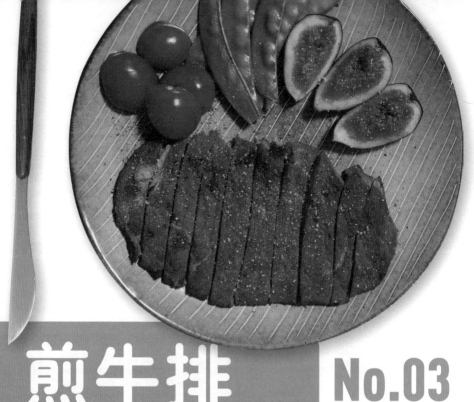

# 煎牛排
## FRIED STEAK

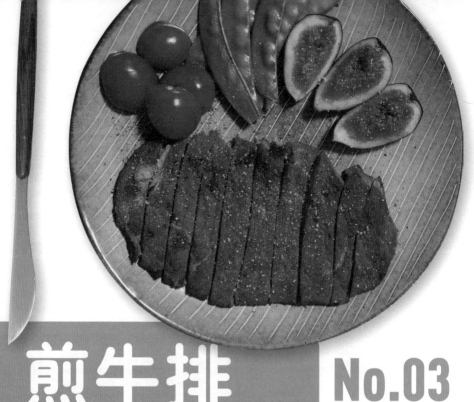No.03

**食材：** 原切牛排、小番茄、荷兰豆、无花果

**做法：**

1. 无花果洗净，切成四分之一瓣大小；

2. 小番茄洗净，对切；

3. 用厨房纸沾少量橄榄油擦拭锅底，放入牛排；牛排两面均匀刷少量橄榄油锁住水分，撒少许盐和黑胡椒；一面煎到略微焦黄，翻面继续煎；

4. 无花果、小番茄略煎至稍软；荷兰豆焯水；

5. 装盘即可。

# 清炒西葫芦

## STIR-FRIED ZUCCHINI

**食材：** 西葫芦、小米辣

**做法：**

1. 西葫芦洗净，切条，蒜、辣椒切好备用；

2. 锅里倒少量油，加蒜末煸香，倒入西葫芦，放蚝油、生抽、盐，翻炒几分钟，出锅。

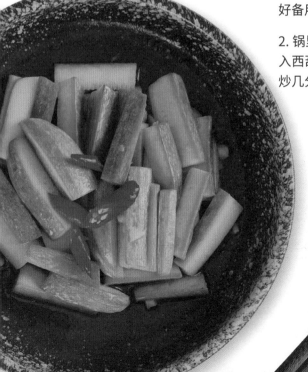

# 金枪鱼
# 海苔拌饭

## RICE MIXED WITH
## TUNA AND SEAWEED

**食材：** 三色糙米、海苔碎、油浸金枪鱼罐头、玉米粒、青豆、小番茄、鸡蛋、胡萝卜

**做法：**

1. 蒸一锅热乎乎的糙米饭；

2. 胡萝卜切丝，玉米、青豆焯水，小番茄切丁；

3. 将所有准备好的材料依次摆入米饭碗中，放入煎好的鸡蛋，拌好开吃。

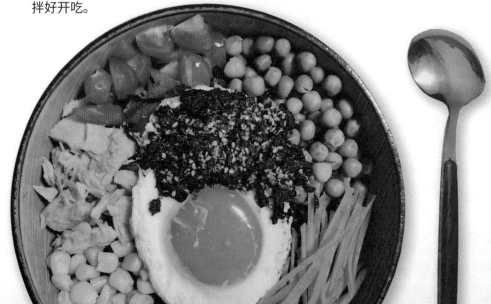

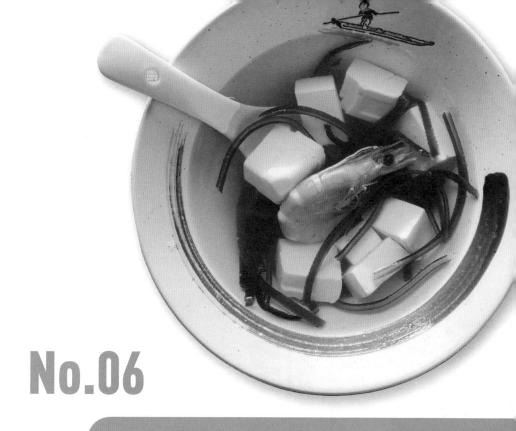

# 豆腐海带汤

## TOFU AND KELP SOUP

**食材：** 豆腐、海带、虾

**做法：**

1. 海带洗净，豆腐切小块，去虾线，剪掉虾须；

2. 水烧开，加入海带煮 5 分钟，加入豆腐一起煮 5 ～ 10 分钟，放虾，加盐调味，即可。

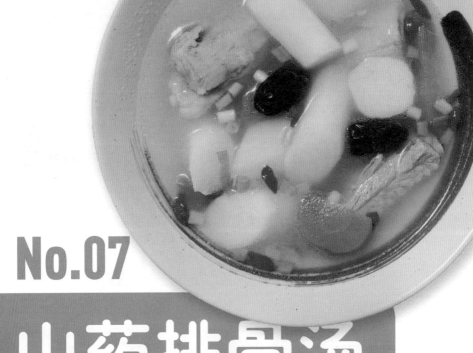

# No.07

# 山药排骨汤
## YAM AND RIB SOUP

**食材：** 山药、排骨、胡萝卜、枸杞、大枣、小葱、姜、大葱

**做法：**

1. 山药、胡萝卜洗净，去皮切块；

2. 排骨冷水入锅，加 1 勺料酒、姜片并大火煮开，撇去浮沫，捞出沥干；

3. 汤锅中倒入少许油，放葱段、姜片爆香，倒入排骨翻炒片刻，加适量热水没过排骨，大火煮开，改小火煮 30 分钟；

4. 加入枸杞、山药、胡萝卜、枣，中小火煮 20 分钟，煮至软烂，出锅前加盐调味，撒小葱花。

# 素什锦
## MIXED VEGETABLES

**食材:** 银耳、木耳、芹菜、胡萝卜、豆皮

**做法:**

1. 木耳、银耳用水泡发，去掉根部；

2. 洗好的胡萝卜切片，芹菜斜刀切成段；

3. 把木耳、银耳、芹菜、胡萝卜分别焯水，过凉水，沥干水分；

4. 豆皮切成菱形小块；

5. 所有食材加入盆中，加入一勺热油，放适量盐、香油拌匀即可。

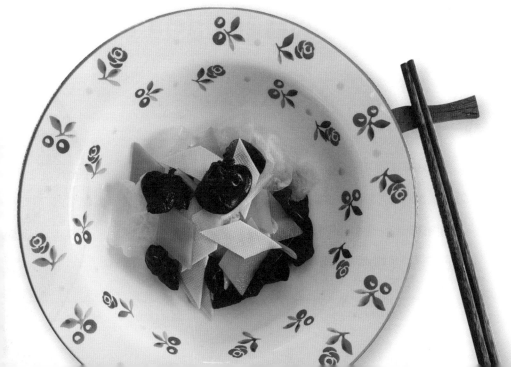

# 无碳水低脂轻食堡

## LOW-FAT LIGHT BURGER

**食材：** 生菜、番茄、鸡蛋、鸡胸肉、火腿片、黄瓜

**做法：**

1. 生菜洗干净沥干水分，番茄、黄瓜切片；

2. 鸡蛋水煎至九分熟；

3. 鸡胸肉煎熟，撒黑胡椒粉；

4. 选长得好看的大片生菜叶，挤上番茄酱，在上面按顺序放番茄、火腿片、鸡胸肉、黄瓜，最上面盖一片生菜叶，用保鲜膜力度均匀地缠三圈，对半切开。

# 荞麦面减脂鸡胸沙拉

## SOBA NOODLES AND CHICKEN BREAST SALAD

**食材：** 荞麦面、鸡胸肉、鸡蛋、生菜、小番茄、牛油果、玉米粒、荷兰豆、花生豆

## No.10

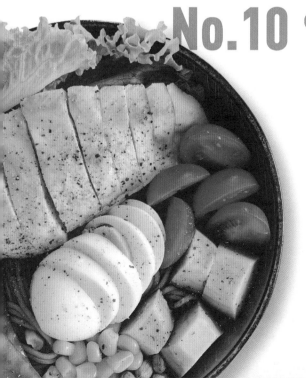

**做法：**

1. 鸡胸肉加盐、蚝油、料酒，腌至入味；

2. 平底锅擦少量油，放入鸡胸，煎熟，切小块；

3. 荞麦面煮熟，过凉水，装盘；

4. 水煮蛋切片，装盘；

5. 玉米粒、荷兰豆焯水，装盘；

6. 小番茄对切装盘；

7. 用一片生菜叶装饰，撒少许黑胡椒或挤少量黑胡椒酱，即可食用。

# 菠菜炒鸡蛋

## SCRAMBLED EGGS WITH SPINACH

**食材：** 菠菜、鸡蛋、木耳、小米辣

**做法：**

1. 木耳提前泡发，洗净；

2. 菠菜洗净切小段，开水中烫 30 秒，注意要先放菠菜梗，后放菜叶，攥干水分备用；

3. 大火热油，滑散鸡蛋炒熟，盛出备用；

4. 锅里放少量油，爆香葱姜蒜末，菠菜和鸡蛋加盐翻炒均匀，即可。

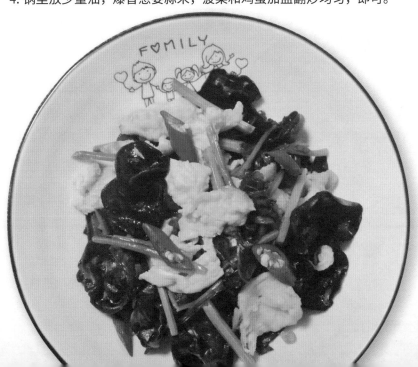

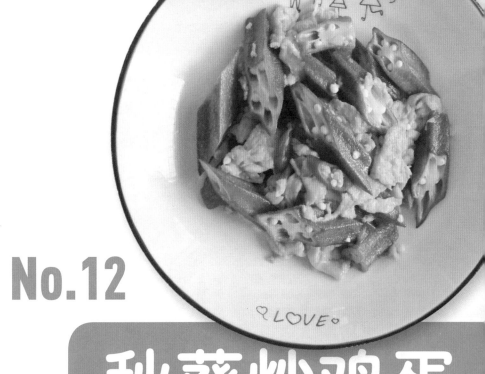

# 秋葵炒鸡蛋
## SCRAMBLED EGGS WITH OKRA

**食材:** 秋葵、鸡蛋、小米辣

**做法:**

1. 小米辣去蒂,洗净切小段;

2. 秋葵洗净,焯水 1 分钟后捞出过凉,去掉头尾切斜片;

3. 净鸡蛋打散,锅中倒油烧热,倒入鸡蛋液快速翻炒,成块后盛出,装盘备用;

4. 倒油烧热,放入蒜粒和小米辣煸香,再倒入秋葵,炒 1 分钟左右加入鸡蛋一起炒,加适量盐,也可以加几滴香油提香。

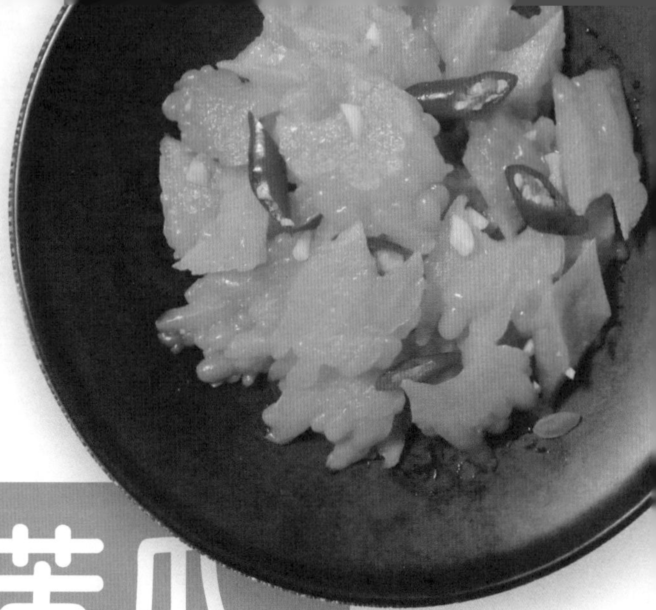

# No.13

# 凉拌苦瓜
## BITTER GOURD WITH SAUCE

**食材：** 苦瓜、蒜、小米辣

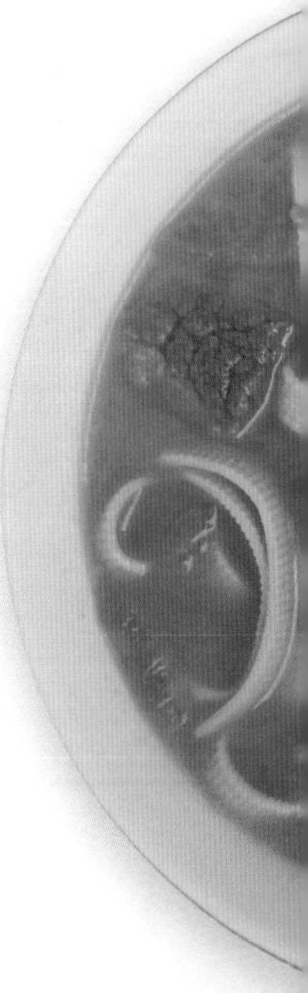

**做法：**

1. 蒜拍碎切末；

2. 小米辣洗净切小段；

3. 苦瓜洗净，把白瓤刮掉，切斜片；

4. 水烧开，在水里加入几滴食用油再倒入苦瓜片，待苦瓜颜色变得更绿，捞出过凉水，沥干水分；

5. 准备一个小碗，放切好的蒜末、小米辣，蚝油适量，盐适量，淋上香油，拌匀，即可。

（喜欢口味重一点，可以放辣椒油或花椒油）。

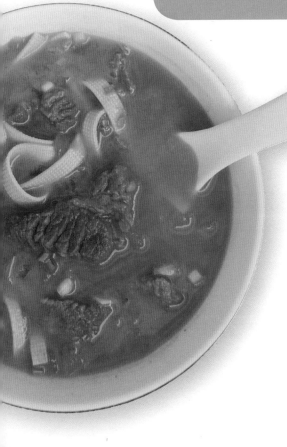

# 牛肉豆皮番茄汤

## BEEF, TOFU SKIN AND TOMATO SOUP

**食材：** 牛肉、番茄、豆皮

**做法：**

1. 葱姜切段，蒜切片；

2. 牛肉切块，焯水，加葱姜入高压锅压 20 分钟；

3. 热锅冷油下番茄稍炒，加入适量水烧开，下豆皮稍煮，调入少量盐。

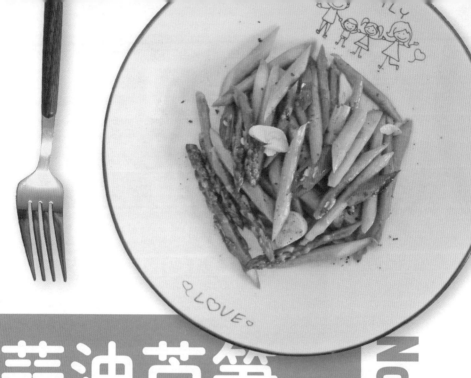

# 蒜油芦笋

## STIR-FRIED ASPARAGUS WITH GARLIC

**食材：** 芦笋、蒜、小米辣

**做法：**

1. 芦笋洗净，去掉根部较老的部分，斜切成小段，蒜拍碎切末；

2. 炒锅放油烧热，放小米辣、一半的蒜末炒出香味，下芦笋翻炒，加蚝油和盐；

3. 出锅前加剩下的蒜末，炒均即可。

# No.16 牛肉丸西蓝花

## BEEF MEATBALLS WITH BROCCOLI

**食材：** 牛肉、西蓝花

**做法：**

1. 西蓝花掰小朵洗净，焯水；

2. 牛肉切块，加入葱末、姜末打碎成泥，加入适量水搅打上劲，锅里加水，水变温开始挤丸子（戴一次性手套，一手攥肉馅在虎口挤出来，用小勺子舀了下到锅里，把所有肉馅下完），丸子煮熟捞出；

3. 锅里倒油下蒜末炒香，加入西蓝花、肉丸翻炒，加盐和胡椒粉调味，出锅。

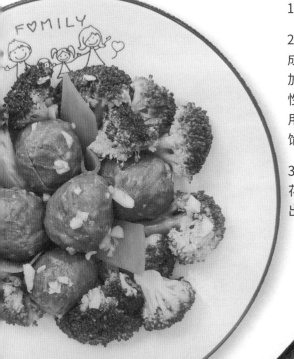

# 蒜香口蘑大虾
## STIR-FRIED MUSHROOM AND PRAWN

**食材:** 口蘑、虾、蒜

**做法:**

1. 蒜拍碎切末；

2. 虾去壳去虾线；

3. 热锅倒油，蒜末爆香，倒入口蘑炒至八分熟，倒入虾仁翻至变色，加适量盐、黑胡椒调味，撒小葱花。

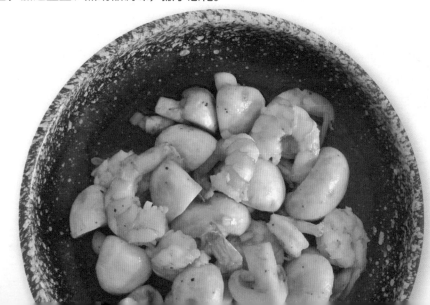

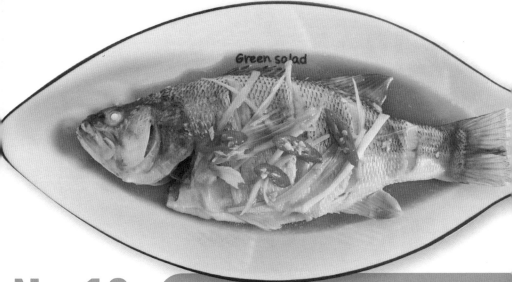

Green solad

**No.18**

# 清蒸鲈鱼
## STEAMED BASS

**食材：** 鲈鱼、葱、姜、小米辣

**做法：**

1. 葱、姜、小米辣切丝；

2. 处理好的鲈鱼洗净后用厨房纸擦干水，两面分别划几刀，少许盐抹遍鱼身的内外，鱼肚内塞上葱姜，鱼身撒上葱姜，倒少许料酒，腌制30分钟；

3. 大火烧开，隔水蒸10分钟左右；

4. 蒸好后，去除鱼身上的葱姜和盘里的汁，鱼身上撒上葱丝、姜丝、辣椒丝，均匀地倒上蒸鱼豉油，烧热油浇在鱼上，即可。

# No.19

# 无米炒饭

（盒马的花椰菜颗粒代替米饭）

## FRIED MINCED CAULIFLOWER

**食材：** 花椰菜、虾仁、鸡蛋、玉米粒、小葱、
胡萝卜、豌豆、火腿肠、蒜

**做法：**

1. 蒜拍碎切末，小葱切段；

2. 鲜虾洗净，剥出虾仁，切丁（可以加一点料酒稍腌一会儿去腥）；

3. 花椰菜头（只取花椰菜头，不要梗）切碎；

4. 胡萝卜丁、火腿肠切丁；

5. 鸡蛋打散，热锅烧油，倒入蛋液快速翻炒，将鸡蛋炒碎一点更好吃，注意不要炒太久，滑滑嫩嫩口感更好；

6. 锅里放少量油，将虾仁滑到变色盛出（也可以焯水半分钟）；

7. 锅里少量放油，爆香蒜末，下入花椰菜碎翻炒，再放入玉米粒、青豆、火腿肠丁加蚝油、适量盐翻炒到七八分熟，加入虾仁，出锅时撒上葱花，即可（撒一点熟芝麻味道更好）。

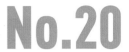

# 生菜番茄水煮蛋

（温沙拉）

## POACHED EGGS WITH LETTUCE AND TOMATO

**食材：**

生菜、小番茄、鸡蛋、牛油果

**做法：**

1. 鸡蛋煮熟，切小；

2. 生菜洗净，控水，撕成小块；

3. 小番茄洗净，牛油果去皮去核切小块，刷橄榄油，撒胡椒、盐，入烤箱 180 摄氏度烤 10 分钟；

4. 用橄榄油、生抽、苹果醋、蜂蜜调沙拉汁，倒入烤好的食材，加生菜、鸡蛋，拌匀，即可。

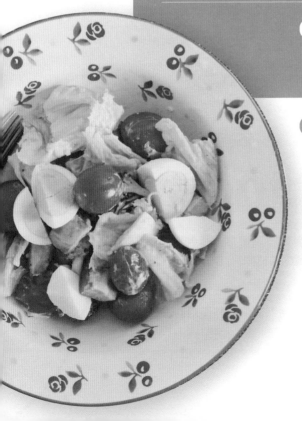

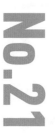

# 海鲜豆腐泡菜饼

# SEAFOOD, TOFU AND KIMCHI PANCAKE

**食材：** 韭菜、鱿鱼、虾、泡菜、鸡蛋、豆腐、面粉

**做法：**

1. 鱿鱼洗净切小段，虾去虾线去壳切小段，焯水备用；

2. 韭菜洗净切小段，泡菜切碎；

3. 面粉加水、胡椒碎、盐调成面糊，鸡蛋打散倒入面糊，豆腐捏碎加入面糊，加二分之一海鲜、泡菜碎、韭菜、适量泡菜汁，调匀；

4. 平底锅刷橄榄油，倒面糊，晃动平底锅，将面糊转成一个圆饼，待面糊成半凝固状态撒入剩下的海鲜、泡菜碎、韭菜段，两面都煎到金黄色，出锅切块。

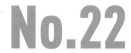

# 凉拌鸡丝
## SHREDDED CHICKEN WITH SAUCE

**食材** 鸡胸肉、香菜（不喜欢可以不放哟）、黄瓜、胡萝卜、蒜、芝麻（可有可无）

**做法：**

1. 蒜拍碎切末；

2. 黄瓜、胡萝卜洗净切丝，香菜洗净切段；

3. 鸡胸肉冷水下锅，倒料酒，放八角、葱段、姜片，煮熟捞出，沥干水分，撕成鸡丝备用；

4. 拿一个稍大一点的盆，倒入鸡丝、黄瓜丝、胡萝卜丝、香菜；

5. 拿一个小碗，放芝麻辣椒粉、蒜末适量，淋上烧热的油（听到滋一声响，就可以闻到香气四溢啦），加适量盐、生抽、蚝油、米醋，倒入盆中，用力把盆里的食材一起拌匀，装盘即可。

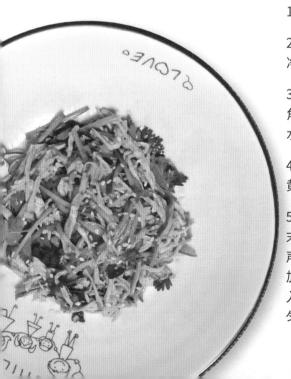

# 土豆泥沙拉
## MASHED POTATO SALAD

**食材：** 土豆、胡萝卜、鸡蛋、黄瓜、洋葱、苹果、玉米粒、豌豆粒、沙拉酱、黑胡椒、盐

**做法：**

1. 土豆、胡萝卜、鸡蛋上锅蒸熟；

2. 黄瓜、苹果切薄片，洋葱切丝，加少量盐腌制半小时，挤干水分；

3. 土豆、胡萝卜、鸡蛋稍凉，压碎，加入黄瓜片、洋葱丝、火腿肠（提前切丁）、玉米粒、豌豆（焯水）；

4. 加入低脂沙拉酱、少量盐、研磨黑胡椒粉两转，用力拌均匀，装盘即可（不喜欢沙拉酱，也可以用无糖酸奶代替）。

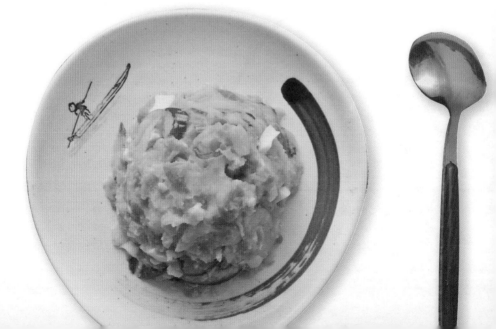

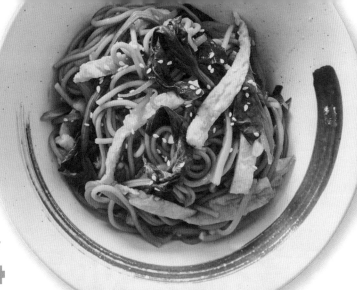

# No.24

# 凉拌荞麦面
## SOBA NOODLES IN SAUCE

**食材：** 荞麦面、黄瓜、胡萝卜、菠菜、鸡蛋、蒜、小葱、小米辣、芝麻

**做法：**

1. 荞麦面煮熟，过冰水，捞出沥干，放在一个稍大一点的盆里备用；

2. 黄瓜、胡萝卜切成丝（喜欢软一点的胡萝卜丝，可以焯水）；

3. 鸡蛋打散，煎成蛋皮，切条；

4. 生抽、蚝油、醋、蒜、葱花、芝麻、辣椒、适量的水调汁，倒入拌匀，即可。

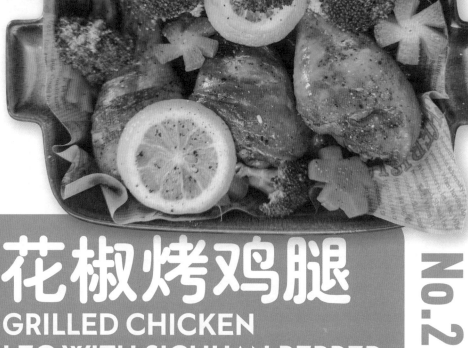

# 花椒烤鸡腿
## GRILLED CHICKEN LEG WITH SICHUAN PEPPER

**食材：**鸡腿、西蓝花、胡萝卜、柠檬、花椒粉、孜然粉、胡椒粉、蒜末、姜末、酱油、蚝油

**做法：**

1. 西蓝花洗净切小块，胡萝卜切小花，柠檬切片；

2. 花椒粉、孜然粉、胡椒粉、蒜末、姜末、酱油、蚝油加啤酒调汁；

3. 鸡腿处理干净，擦干水，倒入腌料，冰箱冷藏腌至入味，中间如果有时间也可以给鸡腿翻翻身，做做按摩，这样更容易入味；

4. 烤盘铺锡纸，鸡腿刷油或者蜂蜜水，烤箱 200 摄氏度烤 20 分钟，至表面焦黄；

5. 取出烤盘，给鸡腿翻面，摆上西蓝花、胡萝卜片、柠檬片，烤 10 分钟，即可。

# No.26 香菇炒油菜

## STIR-FRIED MUSHROOM WITH RAPE

**食材：** 香菇、油菜、蒜、蚝油

**做法：**

1. 香菇切片（或整朵香菇切十切花），焯水，沥干；

2. 热油放蒜炒香，倒入香菇翻炒，加入油菜炒软，加生抽、蚝油、盐适量，炒匀。

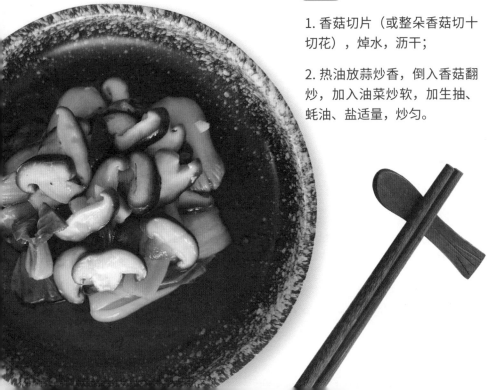

# No.27

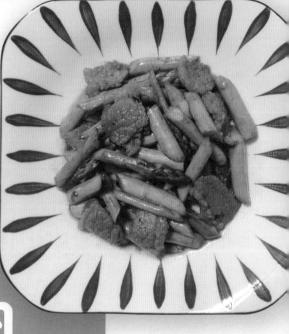

# 芦笋
# 炒牛肉
## STIR-FRIED BEEF
## WITH ASPARAGUS

**食材：** 芦笋、牛肉、蒜、蚝油

**做法：**

1. 蒜拍碎切小，芦笋洗净，去掉老根，斜切成段，焯水备用；

2. 牛肉切薄片，加生抽、料酒、蚝油、淀粉、少许糖、盐、食用油抓匀腌至入味；

3. 锅中放油，炒香蒜，倒牛肉翻炒至变色，加入芦笋一同翻炒，加盐调味，撒黑胡椒粉出锅。

# 时蔬鸡胸意面

## CHICKEN BREAST AND VEGETABLE PASTA

**食材：**

意面、鸡胸、西蓝花、胡萝卜、杏鲍菇、蒜、番茄酱、黑胡椒酱

**做法：**

1. 鸡胸切片或小块，加适量料酒、生抽、蚝油、白糖腌至入味，平底锅煎熟或烤箱烤熟；

2. 意面煮熟捞出过凉水，备用；

3. 煮面的同时可以处理时蔬。将西蓝花洗净掰小朵焯水，将胡萝卜、杏鲍菇洗净，切小块，焯水；

4. 平底锅放少量橄榄油，蒜炒香，放入时蔬，加蚝油、生抽、番茄酱、胡椒酱翻炒，加入意面，炒匀。

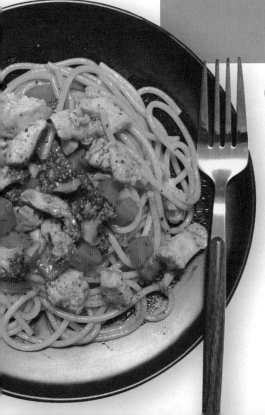

# 虾仁意面

## SHRIMP PASTA

**食材：** 虾仁、小番茄、西蓝花、蒜、番茄酱、黑胡椒酱

**做法：**

1. 虾仁洗净，加一点料酒或白葡萄酒腌制去腥；

2. 蒜拍碎切末，小番茄对切或切小块，西蓝花洗净掰小朵，焯水；

3. 意面煮熟备用；

4. 热锅加油，加入虾仁、小番茄、西蓝花，再加适量番茄酱、黑胡椒酱同炒，加入煮好的意面，加适量盐调味，出锅即可。

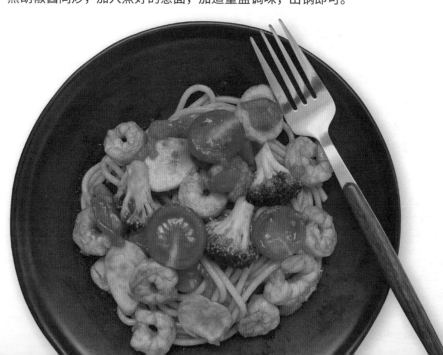

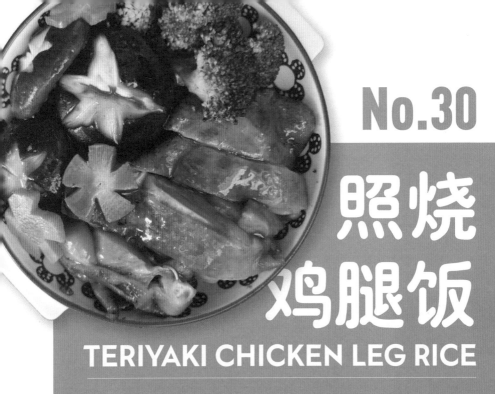

# 照烧鸡腿饭

## TERIYAKI CHICKEN LEG RICE

**食材：** 鸡腿、西蓝花、胡萝卜、料酒、酱油、蜂蜜、黑胡椒粉、蒜、姜

**做法：**

1. 蔬菜洗净焯水，蒜切末，姜切丝；

2. 鸡腿去骨，将鸡皮用牙签扎孔，鸡腿肉翻过来划两刀断筋膜（注意，不要把肉切断）；

3. 加入黑胡椒粉、盐、姜丝、料酒腌制，有时间可以轻轻给鸡腿做个按摩；

4. 碗里加料酒、生抽、蜂蜜、老抽、清水拌匀；

5. 平底锅放少量油，加蒜末爆香，放入鸡腿，中小火煎至两面金黄，加入酱汁，盖盖中小火焖 10 分钟左右至鸡腿熟透；

6. 将鸡腿切片，和蔬菜一起摆到饭上，淋入煎鸡腿的酱汁，可以开吃了。

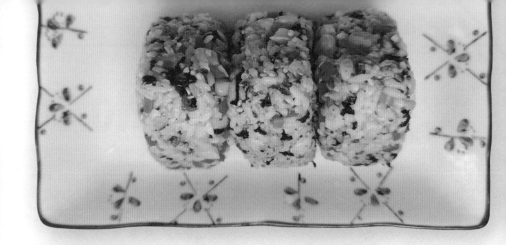

# 杂粮饭团
## GRAINS AND RICE BALLS

**食材：** 糙米、西蓝花、胡萝卜、海苔、芝麻

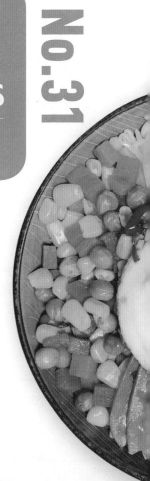

**做法：**

1. 糙米、藜麦用电饭锅煮成饭，常温备用（饭可以稍微煮软一点，太干饭团不容易成形）；

2. 火腿切丁，西蓝花、胡萝卜切丁烫熟；

3. 取适量米饭，加入火腿切丁、西蓝花丁、胡萝卜丁、即食海苔、芝麻，加蚝油、适量盐，搅拌均匀，装入模具做成饭团，即可。

# 韩式低卡拌饭

## KOREAN LOW-CALORIE BIBIMBAP

**食材：** 虾仁、速冻蔬菜粒、太阳蛋、生菜、三色糙米、蒜末、小米辣、蚝油、白砂糖、生抽

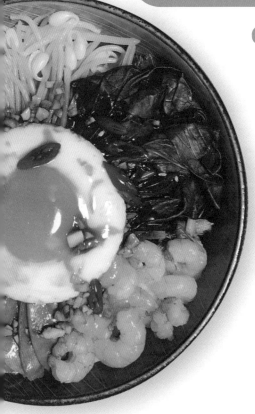

**做法：**

1. 三色糙米加适量水，煮成热腾腾的杂粮饭，备用（蒸糙米饭要稍微多放一点水，蒸出来的饭软糯好吃）；

2. 菠菜、豆芽、荷兰豆洗净，焯水；

3. 虾仁、速冻蔬菜粒焯水待用；

4. 平底锅加少量油，打入一个鸡蛋，可以用模具煎成圆圆的太阳蛋，更漂亮；

5. 自制低卡拌饭酱：小碗里放蒜末、小米辣、耗油、白砂糖、生抽、一点点清水，调匀；

6. 用一个稍大的碗盛饭，将烫好的蔬菜摆在杂粮饭上，淋上拌饭酱，拌匀就开吃吧。

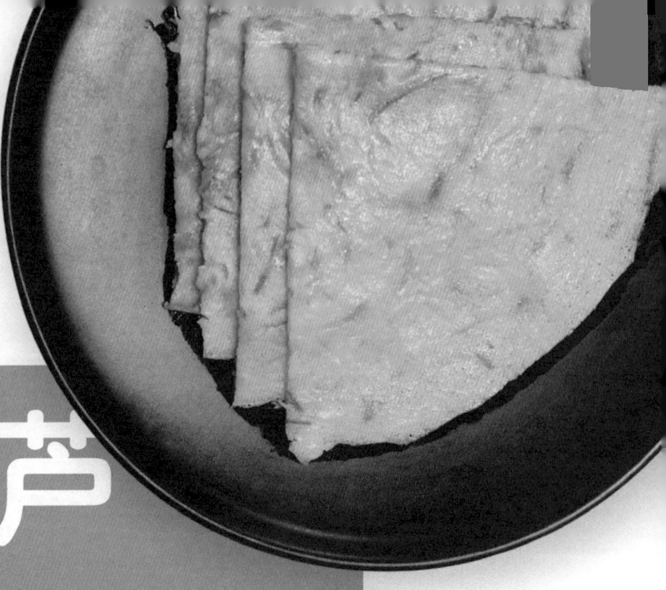

# No.33

# 西葫芦蛋饼

## ZUCCHINI EGG CAKE

**食材：** 面粉、胡萝卜、西葫芦、鸡蛋

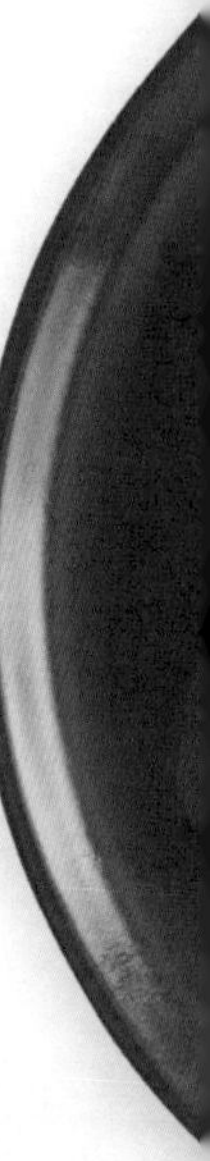

**做法：**

1. 胡萝卜洗净擦丝（不需要太多，加一点胡萝卜煎出来的饼更好看），加盐，拌匀，稍腌一会儿；

2. 西葫芦洗净切丝，和胡萝卜放一起就好啦；

3. 往西葫芦丝、胡萝卜丝里打两个鸡蛋，加入适量水和面粉，顺时针搅拌均匀，搅到不稀不稠的状态即可；

4. 平底锅放少量油，倒面糊，用勺子摊开，摊成一张圆饼，或者端起锅慢慢晃一圈，把面糊转成一张均匀的圆饼，煎到饼前后晃动时，翻面，继续煎至熟，即可。

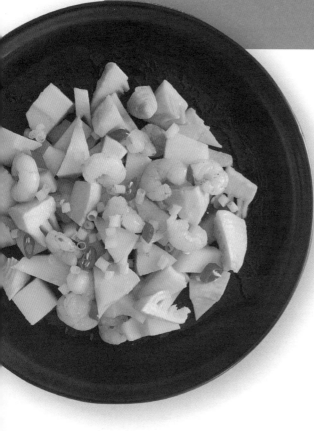

# 虾仁笋丁

## STIR-FRIED SHRIMP AND BAMBOO SHOOT CUBES

**食材：** 竹笋、虾仁、鸡蛋、葱花、淀粉、料酒

**做法：**

1. 虾仁洗净，控水，加鸡蛋清、淀粉，抓匀上浆；

2. 笋去壳，切块，煮熟，切丁；

3. 锅内放入油，烧热后加葱花爆香，加入虾仁炒至变色，加少许料酒炒匀，将冬笋丁倒入一起翻炒，加盐调味，装盘，撒小葱花点缀。

# 柠檬香煎巴沙鱼

## SAUTEED BASA FISH WITH LEMON

**食材：** 巴沙鱼、柠檬、盐、料酒、黑胡椒

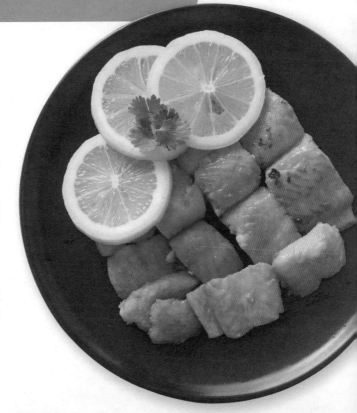

**做法：**

1. 柠檬切片，去籽；

2. 巴沙鱼化冻，用厨房纸巾吸干水，加生抽、蚝油、黑胡椒粉、料酒、柠檬汁腌半小时；

3. 锅中刷一点点油，中小火将鱼煎至两面金黄，放柠檬煎入味，即可。

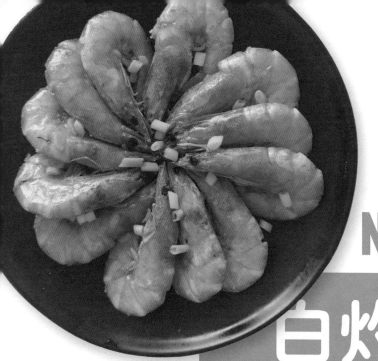

# 白灼虾

## BOILED PRAWNS

**食材:** 虾、姜、蒜、小葱、料酒、蚝油

**做法:**

1. 虾剪去须脚，挑去虾线，冲洗干净；

2. 锅内放入清水，姜切片、小葱打成结，放入锅中，加料酒烧开，放虾，中火煮1分钟，将虾捞出沥净水，摆盘；

3. 蘸料: 小碗中加适量生抽、醋、糖、香油、蚝油、蒜末、小葱花混合，锅内倒少量油烧热倒入，调匀。

# No.37

# 炒合菜
## STIR-FRIED ASSORTED VEGETABLES

**食材：** 绿豆芽、粉丝、鸡蛋、韭菜、胡萝卜、蒜

**做法：**

1. 粉丝提前泡发，豆芽洗净焯水，蒜切末；

2. 韭菜择干净，洗净，切小段备用；

3. 胡萝卜洗净切丝，焯水备用；

4. 锅里倒适量油，鸡蛋打散，炒熟（尽量把鸡蛋炒嫩一点，口感会好）；

5. 锅里放少量油，爆香蒜末，放豆芽、粉丝，加蚝油、少量醋、盐、白糖提鲜，再倒入韭菜和炒好的鸡蛋，迅速翻炒，韭菜断生后即可出锅。

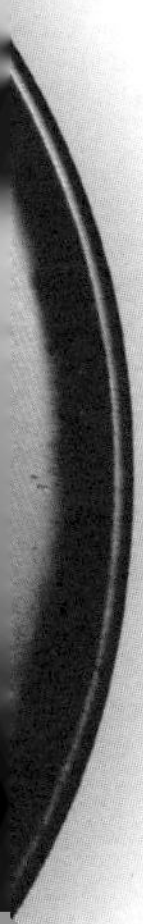

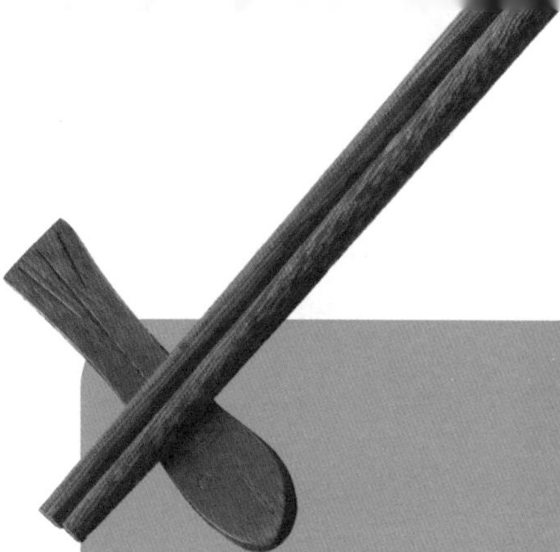

# 芹菜炒豆干

## STIR-FRIED DRIED TOFU WITH CELERY

**食材：** 芹菜、豆腐干、蚝油、小米辣、蒜

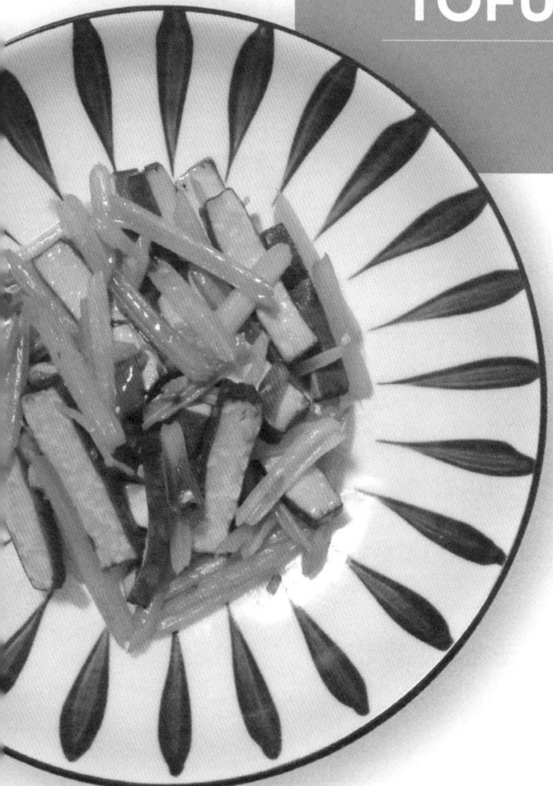

**做法：**

1. 芹去掉叶子，洗净切段，焯水；

2. 香干切成条，焯水去掉豆腥味；

3. 蒜切末，小米辣切段；

4. 锅内倒油烧热，放蒜末、小米辣炒香，放入香干，加少量生抽、蚝油，炒至微微焦黄，放入香芹一同翻炒至芹菜稍软，放适量盐调味，出锅。

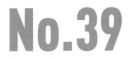

# No.39

# 素饺子
## VEGETARIAN DUMPLINGS

**食材：** 面粉、韭菜、鸡蛋、小虾皮

**做法：**

1. 面粉适量，加温水和成面团，用盖子把面盆盖上，醒半小时（不想和面擀皮，也可以买饺子皮）；

2. 鸡蛋放少许盐炒熟，尽量用锅铲铲碎一点，凉一凉；

3. 韭菜择掉老叶、黄叶，洗净后控水，切碎；

4. 小虾皮洗净控水，与鸡蛋、韭菜混和，倒入适量香油、蚝油、十三香，最后加盐，拌匀；

5. 馅调好后，就可以动手包饺子了，形状大小都可以任意发挥啦。

# 山药百合炒豌豆

## STIR-FRIED PEAS WITH YAM AND LILY

**食材：** 山药、百合、木耳、荷兰豆、蒜

**做法：**

1. 木耳提前泡发，去掉根部，撕成小朵，焯水；

2. 山药洗净去皮切薄片，百合掰开洗净，荷兰豆洗净，撕掉两侧筋，将三种食材均焯水，沥干备用；

3. 锅中加少量油，加入蒜爆香，加入山药、百合、木耳、荷兰豆，加适量生抽、蚝油、盐，炒匀，出锅。

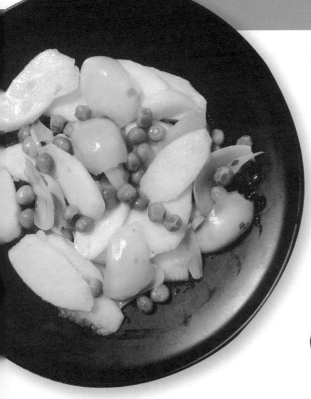

# 海鲜菇炒肉

## STIR-FRIED PORK WITH MUSHROOMS

**食材：** 猪肉、海鲜菇、尖椒、胡萝卜、小葱、姜、蒜、淀粉、生抽、蚝油、小米辣

**做法：**

1. 姜、蒜切末，小葱、小米辣切小段；

2. 海鲜菇去掉根部，清水泡 10 分钟，焯水；

3. 尖椒、胡萝卜洗净切细丝，焯水；

4. 猪肉切片，加生抽、蚝油、料酒、淀粉腌制 10 分钟；

5. 热锅倒适量油，放姜、蒜、小米辣煸出香味，放入猪肉炒至变色后放入海鲜菇、尖椒丝、胡萝卜丝翻炒，加少许盐、适量耗油，翻炒均匀，放小葱段，出锅。

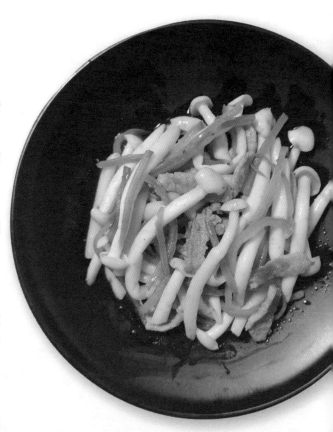

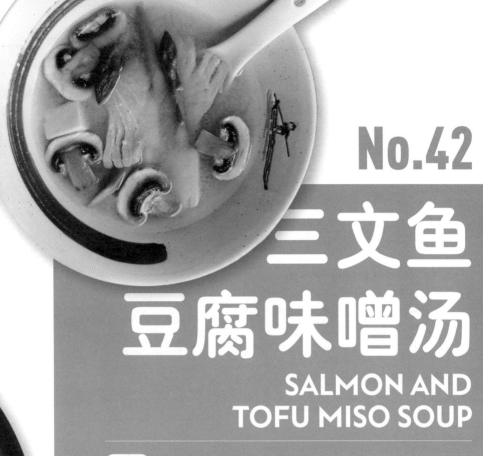

# 三文鱼
# 豆腐味噌汤

## SALMON AND TOFU MISO SOUP

**食材：** 三文鱼、豆腐、味醂、口蘑、芦笋、味噌

**做法：**

1. 口蘑洗净切片，焯水；

2. 芦笋洗净去掉根部，斜切成段，焯水；

3. 豆腐切小块，备用；

4. 三文鱼切小块，锅内加橄榄油，鱼块煎到微黄，倒适量水，加味醂，煮开；

5. 加入豆腐块、口蘑、芦笋，再次煮开，汤里加一小碗温水，汤中放 3 勺味噌，再次煮开后加小葱花、香菜，出锅。

# No.43

# 蛋饼卷菜
## EGG CAKE WITH ASSORTED INGREDIENTS

**食材：** 鸡蛋、绿豆芽、洋葱、肥牛、虾仁、蒜

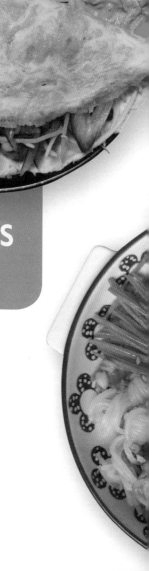

**做法：**

1. 鸡蛋打散，平底锅放少量橄榄油，煎成蛋饼放入一个平盘；

2. 蒜拍碎切小，绿豆芽洗净焯水，洋葱切丝，肥牛、虾仁煮熟；

3. 蒜炒香，放洋葱丝、绿豆芽炒软，加入肥牛、虾仁，加适量生抽、蚝油、盐调味；

4. 将炒好的配菜铺到蛋饼二分之一处，另外一边蛋饼盖到配菜上，即可。

# No.44

# 芥末凉拌魔芋丝

## MUSTARD SALAD WITH KONJAC NOODLES

**食材：**

魔芋丝、黄瓜、胡萝卜、芥末、蒜、辣椒、白芝麻

**做法：**

1. 黄瓜、胡萝卜洗净切丝，胡萝卜丝焯水；

2. 魔芋丝洗净焯水，过凉，备用；

3. 蒜拍碎切末，辣椒切小，放小碟中，倒蚝油、生抽、醋、一点点芥末，锅中烧热油，淋在调味料上，倒入盘中，与菜拌匀，即可。

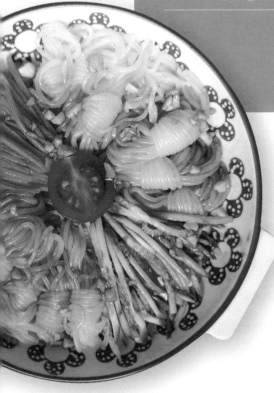

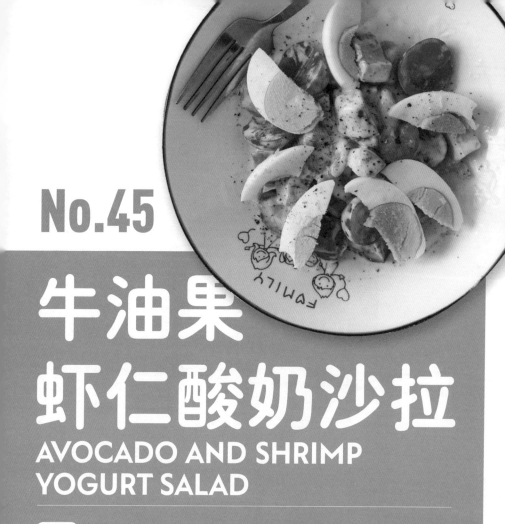

# No.45

# 牛油果
# 虾仁酸奶沙拉

## AVOCADO AND SHRIMP YOGURT SALAD

**食材：** 牛油果、虾仁、无糖原味酸奶

**做法：**

1. 牛油果去核去皮，切成丁，放盘中备用；

2. 虾仁焯水煮熟，沥干水分，与牛油果混合；

3. 倒入适量酸奶，柠檬切开挤出汁，加黑胡椒拌匀，即可。

# 白切鸡
## BOILED CHICKEN SLICES

**食材：** 三黄鸡、小葱、姜、栀子、蒜、小米辣

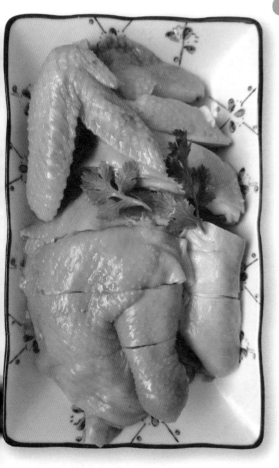

**做法：**

1. 鸡清洗干净（整只鸡要在胸口齐肩处切一刀）；

2. 选深一点的锅，加足量水，放入大葱、姜、料酒、栀子（会让鸡的颜色更漂亮），水稍微煮沸后调中火，抓住鸡腿3下3上，之后将鸡放入锅中煮；

3. 鸡煮熟（半只鸡浸煮大概35分钟，整只鸡约45分钟，可以用筷子戳一下鸡腿内侧肉厚的地方，没有血水流出就是熟了，不喜欢骨带血丝可以多煮5分钟），捞出浸入冰水大约30秒，之后给鸡皮表面刷上一层薄薄的油；

4. 鸡凉透斩块，装盘；

5. .将小米辣切小段，与姜末、葱花、蒜末、蚝油、盐放小碗中，浇上一小勺热油，搅拌均匀，即可。

# 豆皮鸡肉蔬菜卷

## CHICKEN AND VEGETABLES ROLLED BY TOFU SKIN

**食材：** 豆皮、鸡胸肉、黄瓜、胡萝卜、生菜、蒜、小米辣、小葱

**做法：**

1. 蒜拍碎切末，小米辣切段，小葱切段；

2. 豆皮过水烫 1 分钟，切成条备用；

3. 生菜洗净控干，黄瓜洗净切条，胡萝卜切条焯水；

4. 鸡胸肉切条，加料酒、生抽、盐、胡椒粉腌入味；

5. 鸡胸肉大火快炒至熟，装盘；

6. 豆皮铺平，放生菜叶、黄瓜条、胡萝卜条，鸡肉条，卷成卷；

7. 小碗里加蒜、小米辣、葱段，用蚝油、生抽、醋调汁作蘸料。

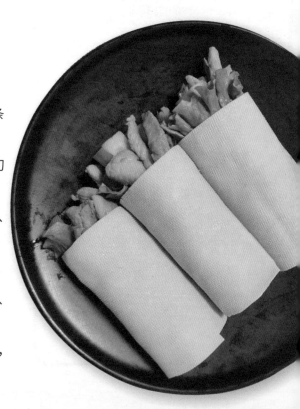

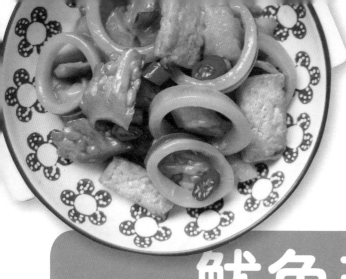

# 鱿鱼苦瓜炒油豆腐块

## STIR-FRIED SQUID AND BITTER GOURD WITH FRIED BEAN CURD

**食材：** 鱿鱼、苦瓜、油豆腐块、葱、姜、蒜

**做法：**

1. 鱿鱼打花刀切成块（或切成小圈），焯水（加一点料酒去腥）备用；

2. 苦瓜洗净挖去籽，切成菱形块，焯水，苦瓜微微变色后捞出；

3. 油豆腐切成小块（油豆泡可以不用切）；

4. 油热后放入葱姜蒜炒香，倒入苦瓜和油豆腐，翻炒几下，加入鱿鱼和适量盐，翻炒入味，出锅。

# 咖喱风味煎鸡肉蔬菜

## FRIED CHICKEN AND VEGETABLES WITH CURRY FLAVOR

**食材：** 鸡肉、青椒、彩椒、杏鲍菇、蒜、咖喱粉

**做法：**

1. 青椒、彩椒洗净切小块，蒜拍碎切末；

2. 杏鲍菇洗净切小块，焯水备用；

3. 鸡肉切小块加料酒、生抽、蚝油腌至入味；

4. 锅里加少量油，倒入鸡肉翻炒至变色，装盘；

5. 锅中放油，蒜末炒香，倒入青椒、彩椒、杏鲍菇翻炒，加入鸡肉，加适量盐、咖喱粉，炒匀出锅。

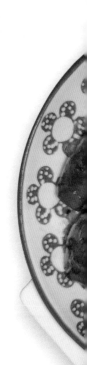

# 纳豆肉沫茄子

## EGGPLANT WITH CHOPPED GARLIC AND NATTO

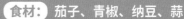

**食材：** 茄子、青椒、纳豆、蒜

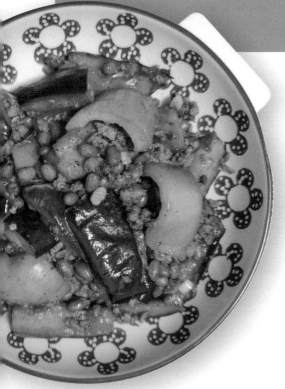

**做法：**

1. 蒜拍碎切末，青椒洗净切小块；

2. 茄子洗净，切段，微波炉打 3 分钟；

3. 平底锅放油，蒜末炒香，放入茄子、青椒，稍微翻炒；

4. 打开纳豆包装，倒入料包拌匀，倒入锅中一同翻炒，加盐调味，即可。

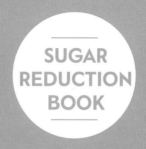

SUGAR
REDUCTION
BOOK

# 减糖全书

よくわかる！すぐできる！
「糖質オフ！」健康法

〔日〕江部康二 著

奉白 译

北京联合出版公司
Beijing United Publishing Co.,Ltd.

# 只要减糖，就能变得健康

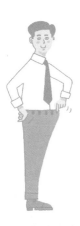

## 会发生什么好事呢？

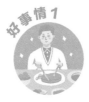

**好事情1**

👉 **P.16**

就算吃很多
还能保持**苗条**！

**好事情2**

👉 **P.21**

就算**喝酒**
也能保持健康！

**好事情3**

👉 **P.25**

不用**运动**
也能减脂！

**好事情4**

👉 **P.26**

血液会变得
很**清爽**！

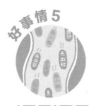

**好事情5**

👉 **P.29**

**头发、皮肤**会变好，
会更有**精力**！

**好事情6**

👉 **P.33**

吃完以后不会变困，
**工作**更有精神！

# 饮食生活常识自我检查

自我检查潜藏在饮食生活常识中的那些陷阱！
身体不适的原因，可能就隐藏在日常的饮食生活常识陷阱中。

**1.** 拉面不能吃，但是可以喝酒！（提示在第48页） ◯ ✕

**2.** 蛋黄酱和黄油可以随便吃（提示在第47页） ◯ ✕

**3.** 不摄入糖质，体力就会跟不上（提示在第134页） ◯ ✕

**4.** 自助餐是减肥的敌人，最好不要去吃（提示在第127页） ◯ ✕

**5.** 水果富含维生素，最好每天都吃（提示在第5页） ◯ ✕

**6.** 喝烧酒和威士忌不会胖（提示在第48页） ◯ ✕

**7.** 吃甜食能稳定精神（提示在第34页） ◯ ✕

**8.** 奶酪和坚果卡路里很高，最好不要吃（提示在第49页） ◯ ✕

**9.** 不摄入糖质，大脑就无法工作（提示在第68页） ◯ ✕

**10.** 标记为"无糖"的发泡酒可以喝（提示在第48页） ◯ ✕

答案：1.✕、2.◯、3.✕、4.✕、5.✕、6.◯、7.✕、8.✕、9.✕、10.◯

# 控制糖质饮食十规则

一、海鲜、肉、纳豆、奶酪等富含蛋白质
　　和脂肪的食物可以尽情吃。

二、避免摄入含有淀粉的食品和
　　有甜味的食品！

三、必须吃主食的话，可以吃少量糙米等
　　未精加工的谷物。

四、牛奶、蔬菜汁不可以！无糖咖啡、
　　茶、水可以。

五、多吃蔬菜、海藻类和菌类！

六、多吃橄榄油和鱼油！

七、蛋黄酱和黄油可以尽情享用。

八、烧酒和威士忌都可以！啤酒、
　　日本清酒、甜味葡萄酒不可以。

九、零食可以吃不含甜味剂、零卡路里❶
　　的奶酪和坚果。

十、在可能的范围内尽量选择天然食品。

减糖健康法，简单来说，就是以上这十条。

❶ 日本规定，每100克的热量在5千卡以下的食品可标为"零热量"。

说到"健康法",很多人脑海中都会出现"需要忍耐""痛苦""无法坚持"之类的印象吧？

本书介绍的"减糖健康法"的魅力在于可以轻松地、不勉强地去实践。也就是说，这个"减糖健康法"所要做的，就是吃饭时尽量避开"糖质"，控制糖质摄入。

只要能遵守这个原则，就可以尽情吃好吃的东西。不需要艰苦的运动，也不需要培养每天必须坚持的习惯。

详细内容会在本书中介绍，这里先简单说明一下，所谓控制糖质，就是少吃米饭、面包、面条等谷物食品和薯类等含糖质多的食品，充分摄入肉、鸡蛋、鱼类、贝类、豆腐、叶菜、海藻等食物。

这个糖质控制饮食法，是我所担任理事长的京都高雄医院从1999年开始在日本首次试行的饮食疗法。

确实，和现代社会极其普遍的高糖质饮食相比，这是一种很奇怪的饮食方式。

实际上，控制糖质的饮食，才是人类自700万年前与黑猩猩分离并诞生后的很长一段时间里一直延续的自然饮食。

人类的主食变成谷物始于农耕文明开始的1万年前。在此之前，人类赖以生存的主业是狩猎和采集，采取的是糖质控制饮食。对于农耕开始以前的人类来说，糖质可以说是幸运食材。偶尔入手的水果和坚果，还有山药和百合鳞茎等根茎类算是糖质含量较高的食材。

然而，原本应该作为幸运食材的糖质，人类在农耕文化开启后每天都在食用。而且，在这200～300年间人们开始食用精制的碳水化合物食物。现在，发达国家的人民在日常生活中大量摄入精制的碳水化合物食物，如米饭、面包、面条以及约等于糖水的各种清凉饮料等。

我认为这是造成肥胖、糖尿病以及各种生活习惯病的元凶。

人类身体的消化、吸收、代谢系统是在700万年前的糖质控制饮食中经过反复突变后形成的，因此适合于糖质控制饮食法。也就是说，糖质占总摄入能量50%～60%的现代饮食方式，对人体来说是非常不平衡的。

因此，实行糖质控制饮食，能让以糖尿病和肥胖症为首的各种各样的生活习惯病的症状得到改善。

除此之外，糖质控制饮食法还有减肥效果，能让体质变好，让血液循环变好，还有抗衰老的效果，而且能让人的自然治愈力觉醒，变得不容易感冒等。一旦开始控制糖质的饮食，大部分人都能在1～2周内切实地感受到体重减少2～3公斤。由于能立刻感受到效果，所以也会有动力继续下去，这也是糖质控制饮食法的特征之一。

我自己也是糖质控制饮食法的实践者之一。我实践此法的契机是，虽然比别人更注重健康，但还是患上了糖尿病。因此，我重新审视了以前的饮食生活，并进行了减糖的饮食生活，结果收获了令人大吃一惊的改善效果。另外，在对许多糖尿病患者进行饮食指导的过程中，我也目睹了很多因减糖而症状得到戏剧性改善的案例，因此确信了其效果。

我已持续实践了将近15年的减糖饮食法，现在到了66岁，没有患任何糖尿病并发症。视力保持着裸眼能读《广辞苑》小字的程度，没有掉一颗牙，也没有蛀牙和牙周病。个子没有变矮，听力没有下降，也没有夜尿。很遗憾发际线稍微向后退了一点，但体重适中。

2013年，美国糖尿病学会在营养建议中，除了地中海饮食和素食主义者饮食，还正式承认了"糖质控制饮食"，现在糖质控制饮食在国内外都备受关注。

本书全面解释了糖质控制饮食的理论、活用法、饮食方法、小技巧等。全书采用便于阅读的叙述结构，还请务必一读。

2016年1月

一般财团法人、高雄医院理事长江部康二

# 目录

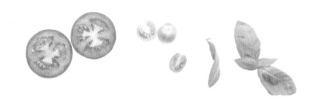

第1章

# 减糖的惊人效果

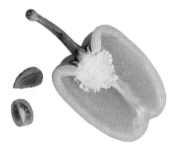

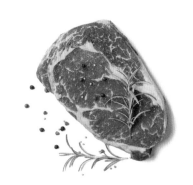

第2章

# 就这些，希望你能记住！
# 糖质控制饮食法十规则

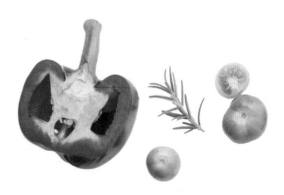

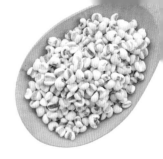

第4章

# 知道就能获益的小技巧

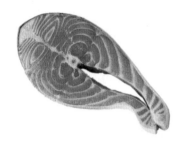

第5章

# 可以利用的外食术

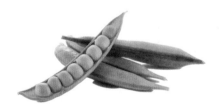

第6章

# 适应不同生活习惯和体质差别的活用法

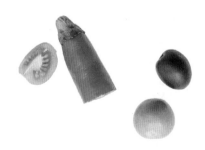

第7章

# 减糖法Q&A

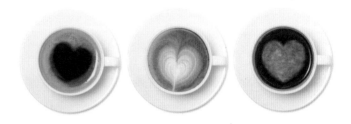

# 减糖对人类来说是
# 最自然的饮食

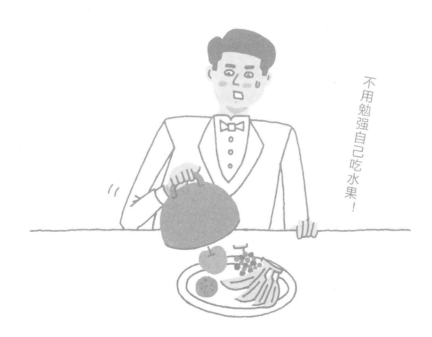

不用勉强自己吃水果！

## 糖质是指碳水化合物吗？

# 会使血糖值上升的只有糖质！

所谓减糖健康法，就是尽量控制糖质摄入的健康饮食法。那么，**"糖质"到底是什么**？首先从"糖"这个字联想，会产生"以砂糖为主要原料的巧克力和日式点心等甜食"的印象，但其实还有更需要注意的食物，**就是大家平时吃的米饭、面包、乌冬面和拉面等碳水化合物的主要食物来源。**

碳水化合物是糖质和膳食纤维的总称。膳食纤维不被身体吸收，所以几乎不会转化为能量。因此，本书认为"碳水化合物－膳食纤维＝糖质"，主要考虑的是"如何在平时的饮食中减少摄入会转化为葡萄糖的糖质"。

◆ **什么是糖质？**

① 碳水化合物－膳食纤维＝糖质

② 三大营养素中会让血糖值上升的只有糖质！

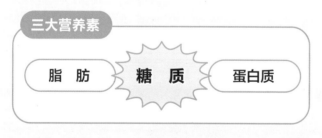

碳水化合物与肥肉和黄油等食物中含有的脂肪，肉类、鱼类、鸡蛋等食材中富含的蛋白质一起，被认为是"食物的三大营养素"。因此，我们认为这三者应该保持平衡。**然而，从"血糖值"的角度来看，三大营养素中只有碳水化合物是导致血糖值直接上升的主要原因。**这是因为碳水化合物里含有糖质。

◆ **餐后的糖质流向**

① 摄入碳水化合物

↓

② 糖质通过血液流向全身

↓

③ **血糖值上升** 上升

↓

④ 胰脏分泌出胰岛素

↓

⑤ 在胰岛素的作用下糖质　　多余的糖质
　　被用作能量　　　　　　变成脂肪

↓

⑥ **血糖值下降并稳定下来** 下降

血糖值上升的话会怎么样？在说明这一点之前，还需要说明什么是血糖值。简单来说，血糖值是血液中葡萄糖的浓度。糖质在体内被消化后会变成葡萄糖，其在血液中的含量指数就是血糖值。摄入糖质后血糖值会暂时上升。葡萄糖虽然是人体赖以生存的基本能源之一，但血糖值超过180mg/dl的话，就会引起动脉硬化等各种各样的症状，所以人体有防止这种情况发生的机制。关于高血糖会带来弊病的原因，首先请大家记住**"会让血糖值上升的只有糖质"**这一事实。这是减糖健康法的出发点。

**重点**

·含有糖质的不光是有甜味的食品。

·被称为"主食"的米饭和面包中含有大量糖质。

·血糖值指的是血液中葡萄糖的浓度。

**农耕开始之前人类不吃谷物！**

# 人类的饮食生活从700万年前到农耕时代到来前不含糖质

"血糖值上升，会给身体带来各种各样的危害，而造成血糖值升高的只有糖质。因此，要从饮食中尽可能地去除糖质"，这就是减糖健康法的思路。

含有糖质的食品有很多。其中我们最熟悉的是米饭、面包和面条，也就是所谓的"主食"。用来制作主食的谷物（米和小麦等）中含有大量的糖质。**因此，在减糖健康法中，会采取"不吃主食的饮食方式"❶。**肯定会有人对不吃主食的饮食方式感到别扭吧，**但是人类在获得谷物之前的很长一段时间里，一直过着不吃糖质的饮食生活。**

据说，人类诞生于距今700万年前。那时候，我们的祖先吃些什么呢？至少肯定不是米饭、面包、拉面、乌冬面等，因为用来制作这些食品的谷物是人类开始农耕后才获得的。

在开始农耕之前，**祖先的日常食物被认为是鱼类、肉、内脏、骨髓、野草、蘑菇、海藻、昆虫等。**那么，农耕是从什么时候开始的呢？答案是**大约1万年前。**1万年的时间可能会被认为很长，但是在整个人类历史中只占0.1%左右。也就是说，人类在整个历史上几乎都是过着无糖质的生活。

从另一个角度来看，对于人的身体而言，**减糖的状态是很自然的状态。**人类的身体并没有预想到糖质会持续大量地进入体内。正因为如此，像现在这样持续摄入大量糖质的饮食容易造成各种各样的危害也是理所当然的。

---

❶ 这里所说的"不吃主食"是在该健康法的理论基础上得出的大原则，但要根据个人的实际情况调整主食摄入量，比如糖尿病等各种生活习惯病患者主食的减少量会比普通人群更多，而对于普通人群来说，也分有减糖的三个阶段，后文中会具体介绍。——编注

**重点**

·会让血糖值上升的只有糖质。

·持续摄入大量糖质会对身体有害。

## 糖质是幸运食材

# 水果是偶尔获取的、非日常性的食物

人类开始农耕大约是在1万年前，但在此之前并不是完全不摄取糖质。日常吃的野草中含有少量的糖质，除此之外，人们还从这些食物中获得了人体无法合成的维生素C。

**与野草相比，水果是难以入手的食物。** 水果并非一年四季都能吃到的东西，其中含有大量的糖质，有甜味，还富含维生素C。祖先们发现水果的时候应该非常高兴。可以说，水果是偶尔得到的"幸运食材"。像水果一样含有大量糖质的食物是非日常的存在，**由此可见人类的身体并不习惯摄入糖质。** 而且当时的水果和现代的水果相比，个头又小含糖度又低。

被当作幸运食材而摄入体内的是难得的水果糖质。人体将其转化为中性脂肪，形成了积蓄的机制。**特别是被称为"果糖"的糖质会迅速变成中性脂肪。** 考虑到水果大多在秋天成熟，这可以说是为了冬天储备脂肪形成的机制系统。

另外，必需氨基酸和必需脂肪酸不能在体内合成，所以要从食物中摄入，但是并不存在必需糖质。糖质被消化后变成葡萄糖被人体吸收，而肝脏就可以合成这种葡萄糖。

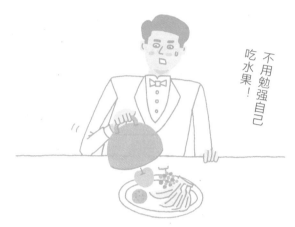

▲虽然现在水果成了我们身边的日常品，
但在过去是非日常性的食物。

**重点**

·过去很难获得的水果中的糖质，很容易转为脂肪被储
存起来。

·葡萄糖可以在肝脏中合成，所以不需要从食物中摄入
糖质。

## 糖质是万病之源

# 人类的身体不适应
# 以谷物为中心的饮食生活！

有一本在英国出版的书《人类新营养学》，是可靠性很高的营养学专业书，书中有如下意思的表述：**现代饮食采用的是大量摄入糖质的形式。**这样的饮食方式会导致血糖及胰岛素值的定期上升，造成**糖尿病、冠状动脉疾病、癌症、老化等问题，在很多方面都强烈地显示出其对健康有害。**关于这种饮食方式产生的原因，该书表示："人类自农业发展以来，就一直过着以谷物为基础的饮食生活，但是进化所需的时间跨度很长，因此**人类的消化器官还没有适应以谷物为基础的食物。**"

正如之前所讲到的那样，人类的身体不适合大量摄入糖质，如果这种情况持续下去，人体就会遭受各种各样的伤害。直接说就是"**过剩的糖质是万病之源**"。因为深信糖质是主食，所以每天都坚持吃的话，渐渐地就离疾病越来越近了。

为什么过剩的糖质对身体不好呢？首先，因为糖质摄入后转化为葡萄糖进入血液后，血糖值会暂时上升，所以身体会分泌一种叫作"胰岛素"的激素，使葡萄糖进入肌肉细胞，以降低血糖值，葡萄糖在肌肉细胞内成为能源后作为糖原（葡萄糖的集合体）被储存。那么剩余的血糖会怎么样呢？胰岛素可以把它们变成脂肪。**这个脂肪堆积的状态就是"肥胖"。**胰岛素是在粮食缺乏的时代为了防止饥饿而存储脂肪的必备机制。然而，对于现代人来说，这是一种"肥胖激素"。另外，如果因缺乏胰岛素作用而反复出现超过180mg/dl的高血糖，血管也会受到损伤。也就是说，糖质进入体内后，从长期来看血管会变得脆弱，这就是造成动脉硬化和肥胖的原因。以上这些难道还不足以让大家感受到去除糖质的重要性吗？

**重点**

·吃主食，每天持续摄入糖质，会离疾病越来越近！

·高血糖状态是导致动脉硬化和肥胖的原因。

## 人类是与生俱来的减糖体质

# 现代人是人类历史上摄入糖质最多的

　　人类的身体原本就不习惯大量分泌胰岛素。为什么这么说呢？因为**人类约在700万年前在地球上诞生**，衍生出文明进入农耕时代后**开始摄入谷物（碳水化合物的主要食物来源）至今只有1万年左右**。顺便一提，以日本为例，在旧石器时代、绳文时代，人们通过狩猎加采集，一直过着以肉、鱼、树木的果实和蔬菜为食物的饮食生活。旧石器时代始于数万年前，然后过渡到绳文时代。绳文时代再到弥生时代，约有1万年的时间。事实上，**日本人食用大米是在弥生时代以后的3000年间**，这是一个非常短的时期。

　　农耕确保了稳定的粮食产量，于是人口急剧增加。到了18世纪，法国研发出了碳水化合物食物的精制技术，19世纪普及全世界后，以白面包为首的精制碳水化合物食品及其加工食品开始普及。

　　**因为精制碳水化合物食物消化吸收快，血糖值会立刻上升。**请看第10页的图表。摄入精制碳水化合物食物的饮食生活与农耕开始前的饮食生活相比，**饭后的血糖值上升幅度增加了约两倍**。这种情况在有人类存在的700万年历史上是第一次发生。身体跟不上这个急剧的变化是理所当然的。糖尿病病人摄入糖质后，血糖值会上升到200 ~ 250mg/dl以上。

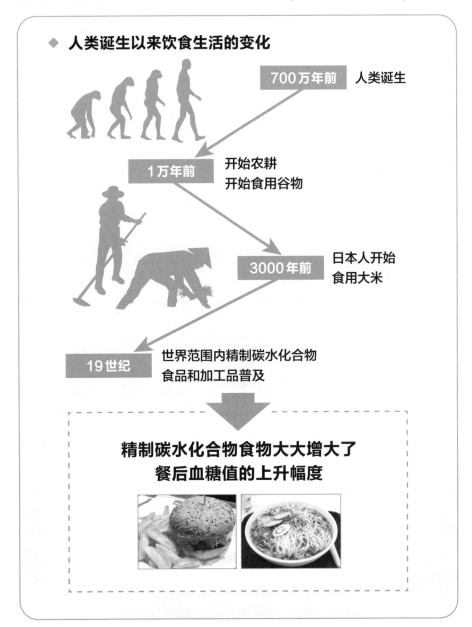

◆ **人类诞生以来饮食生活的变化**

**700万年前**　人类诞生

**1万年前**　开始农耕
开始食用谷物

**3000年前**　日本人开始
食用大米

**19世纪**　世界范围内精制碳水化合物
食品和加工品普及

**精制碳水化合物食物大大增大了
餐后血糖值的上升幅度**

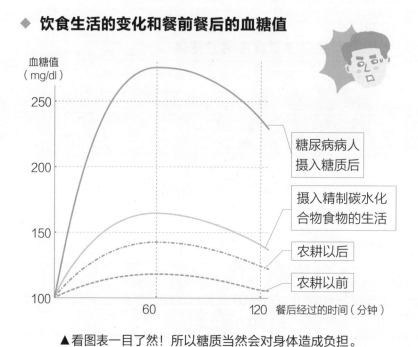

#### ◆ 饮食生活的变化和餐前餐后的血糖值

血糖值（mg/dl）

250

200

150

100

糖尿病病人摄入糖质后

摄入精制碳水化合物食物的生活

农耕以后

农耕以前

60　　　120　餐后经过的时间（分钟）

▲看图表一目了然！所以糖质当然会对身体造成负担。

● **饭后血糖值上升幅度是农耕前饮食生活的约3倍**

● **患有糖尿病的话，数值会大幅上升**

**重点**

·原本人的身体就不习惯大量分泌胰岛素。

·现代人餐后的血糖值是人类史上最高的。

·摄入碳水化合物的饮食生活给身体带来了很大的负担。

## 说起来我也是糖尿病患者

# 以和食为中心的健康饮食生活会导致高血糖？！

在这里我谈一下自己的经验，**我在52岁的时候被确诊为糖尿病**。因为我父母都患有糖尿病，所以我本打算要更加注意的。当然，作为医生我也算十分注意了，但最终还是患病了。我在患病之前，吃糙米、鱼肉、蔬菜，并且尽量控制食用油腻的食物。比起肉，我吃得更多的是鱼。如果说和运动有关，我也积极地锻炼了身体，一周和朋友们一起打两到三次网球，还去健身房健身。

因为坚持以和食为中心的健康饮食，并且定期运动，所以也不会摄入过多的卡路里。尽管如此，**过了40岁之后我的肚子渐渐开始出来了**。

我的身高是1.67米，学生时代的体重是56公斤。然而，到了40多岁，体重逐渐增加，50岁时增到了66公斤，达到了内脏脂肪型肥胖症的标准。而这样到了52岁，就发展成了糖尿病。偶然测量了一下我饭后的血糖值，达到了240mg/dl（基准值不满140mg/dl），我感到很吃惊。第二天，我吃了糙米后又测了一下，结果还是出现了同样的高血糖数值。

如果持续过着不规律的生活，那么出现这样的结果可以说是自作自受，但是如上所述，我一直在努力过着健康的每一天。您能知道这对心理的冲击有多大吗？

**以糖尿病的发病为契机，我开始了减糖的生活。**而结果怎么样了呢？我得到了令自己也瞠目结舌的戏剧性改善：竟然在半年内**减重10公斤**，恢复了学生时代的最佳体重。减糖的效果，是我自己亲身所感受到的。

**重点**

·即使不摄入过多卡路里，也有患糖尿病的风险！

·开始减糖生活后，半年后可以恢复到最佳体重。

## 为什么会得糖尿病？

# 打网球后喝啤酒或日本清酒可不好

乍一看，我应该是过着健康的每一天，那么为什么会得代谢综合征，还患上糖尿病了呢？现在想想，罪魁祸首是**米饭和打完网球后喝的啤酒**。我最喜欢啤酒了，所以打完网球后会和朋友们喝很多啤酒。除了啤酒，纯米大吟酿的日本清酒也很好喝。之后我会详细说明，酒精分为"酿造酒"和"蒸馏酒"两种，**酿造酒中含有大量的糖质**。啤酒和日本清酒都是酿造酒，大口喝这些酒，就会一路直奔向**代谢综合征和糖尿病**。

我接受了自己得糖尿病的结果，马上开始了减糖生活，体重在最初的一周里减少了两公斤，在接下来的一周里减少了3公斤。然后开始缓慢地减重，原本66公斤的体重在半年内稳步降到了56公斤。这的确是能让人切实感受到减糖威力的体验。关于去除糖质要采取"糖质控制饮食法"这一点，我一开始持怀疑态度。原本，**糖质控制饮食法是以治疗糖尿病为目的开发的饮食疗法**。我的哥哥，同是医生的江部洋一郎院长（时任）从1999年开始在高雄医院实践此法，但当初我只认为"这是在做奇怪的事情"，因为它与以往的糖尿病治疗常识相差甚远。2001年，我自己负责的患者希望能尝试糖质控制饮食法，所以我让患者做了尝试，结果收到了令人吃惊的良好效果，这时我才觉得"这法子真的有用"。因为有如上经验，所以我自己得了糖尿病后马上就开始实行糖质控制饮食法了。**糖质控制饮食法原本是应对糖尿病的治疗方法，但是去除糖质会给身体带来各种各样的好处。**关于去除糖质的好处，我会在第1章详细介绍。

**重点**

·即使过着健康的生活，如果摄入过多糖质也是白费力气。
·除了作为治疗糖尿病的对策，糖质控制饮食法也会对身体产生其他好的影响。

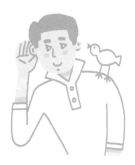

# 曾经的人类把骨头和骨髓作为主食?

　　在农耕开始之前，人类把什么作为"主食"呢? 关于这一点，灵长类研究者岛泰三先生提出了颇有意思的说法。据他所说，远古时代的人类主食是"骨头和骨髓"。

　　为什么这么说呢? 首先，狮子等肉食动物捕食草食兽，鬣狗们捕食尸体。在那之后，还有些弱小的人类用石头打碎剩下的骨头，吃骨髓和骨头。

　　因为手上经常要拿着打碎骨头的石头，所以两足步行比4足步行更方便，而且人类也不用和其他动物争夺骨头和骨髓，因此对于弱小的人类来说，这些可以说是比较容易入手的食物。骨髓中以二十碳五烯酸（EPA）和二十二碳六烯酸（DHA）等脂肪酸为主，而且含有丰富的蛋白质和钙等营养，有助于大脑的发育。说到底，这只是假说，但我觉得这话很有说服力。

# 第1章

# 减糖的惊人效果

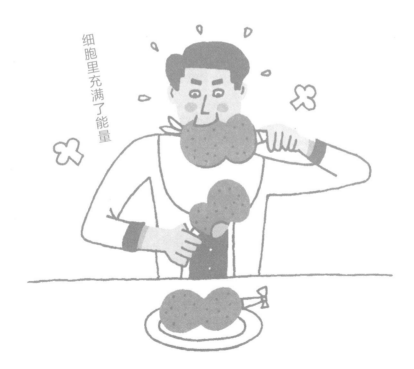

## 吃得很多也能瘦下来!

# 不需要计算卡路里!
# 和苦行般的减肥说再见

减糖健康法最大的好处就是**"不用在意卡路里,吃饱也能瘦下来"**。当然,避免摄入糖质多的食物是大原则。事实上,比起**吃米饭(一碗150克约250千卡,1千卡=1000卡≈4.186千焦)**,吃**和牛牛腰排(200克约1000千卡)**要更健康,对减肥也有好处。"比起限制卡路里和脂肪,限制糖质更容易瘦下来",这在《新世纪福音报》和《美国医学会杂志》等权威医学杂志上已经得到证实。

近年来,"绝食减肥"也成了一股潮流。确实,什么都不吃的话,体重是会减少。这不仅仅是因为不摄入能量,重点是糖质也被排除在外。也就是说,重要的是**把使用葡萄糖作为能源,转换成使用脂肪作为能源**。不过,在断食减肥的情况下,必须要和空腹感战斗,这需要坚强的意志。如果使用减糖健康法,就不需要进行这样苦行般的减肥,而是可以一边吃好吃的东西一边实现和断食一样的效果。

而且,如果一直过着低卡路里的饮食生活,肌肉量可能也会随之下降。人的身体在把脂肪作为能源使用后,如果脂肪不足,就会把肌肉作为能源来使用。人体需要被称为"基础代谢的最低限度"的必要能量。这个基础代谢量根据体重、身高、每天的运动量而定,一般的成年男性一天大约1290 ~ 1530千卡,成年女性一天大约1020 ~ 1150千卡。**能量摄入低于基础代谢量的低卡路里饮食生活,会给身体带来负担。**保证除糖质以外的营养成分得到充足补充的饮食比较健康。

**重点**

· 如果减糖，就可以一边吃好吃的东西一边实现和断食一样的减肥效果。

· 如果一直过着低卡路里的饮食生活，连肌肉都会减少。

## 吃炸鸡块也没关系！

# 因为可以摄入脂肪，所以吃饭的自由度很高

要说减糖健康法的好处，还有一点就是可以摄入脂肪，可以吃**炸鸡块和牛排等味道浓厚的食物**。这些食物在以前的**低卡路里的饮食生活中是绝对不能吃的**。

一般来说，脂肪和健康是对立的。摄入过多脂肪容易导致肥胖和胆固醇升高，血管也容易堵塞。比起植物性油脂，动物性油脂对身体不好……大多数人都是这么想的吧。这是受至今为止盛行的"脂肪恶人说"的影响。然而，近年来，**比起摄入脂肪过多的饮食生活，过糖质摄入多的饮食生活被证明更容易导致肥胖，患血管疾病的概率也会增加**。也就是说，脂肪长期以来被冤枉为"肥胖的原因"。

**对胆固醇的看法也在改变**，"高血糖等病症引起血管炎症，血管持续受伤，而为了治愈伤口，胆固醇会附着在血管内壁上。反复这样，就导致血管内壁肥厚，内腔变窄，也就是血管变细"这样的说法变得更有说服力。也就是说，动脉硬化的原因是炎症，而不是胆固醇。

减糖健康法建议减少糖质，多摄入脂肪。如上所述，如果**断绝了糖质，脂肪就更容易燃烧**。多摄入的脂肪能有效地作为能源来使用。"但是制作炸鸡块不是会使用富含糖质的小麦粉吗？"应该会有人这么想。确实，炸鸡块会使用小麦粉，但是一人份炸鸡块所含的糖质量只有4克左右，请放心吃吧。不过，制作天妇罗的外皮需要20 ～ 30克小麦粉，所以要注意。薯片和炸薯条当然是不可以的，这些都是糖质炸制食物。

**重点**

· 对减糖饮食而言，炸鸡块和牛排是可以吃的。
· 炸薯片、炸薯条等糖质炸制食物不可以。

## 能源改变了？！

# 转换成更容易
# 燃烧脂肪的体质！

在减糖健康法中，**多摄入脂肪也是可以的**。理由是，体质转变为**更倾向于燃烧脂肪**的体质。那么，不能有效地使用脂肪的身体是什么状态呢？

人类的身体主要使用脂肪和葡萄糖这两种能源（详细情况见第3章）。其中本来的主要能源是脂肪。葡萄糖是大脑、红细胞、视网膜等特殊细胞的能源。在心肌细胞、骨骼肌细胞等多个体细胞中，葡萄糖是备用能源，可以说是"用于战斗、逃走等紧急事态"。**现代人一直过着频繁大量摄入糖质的饮食生活，所以葡萄糖作为能源被优先使用了。这就是人体不能有效利用脂

**肪的真相。** 因为经常使用紧急事态下使用的能源（葡萄糖），所以原本的主要能源（脂肪）就保存下来了，这样说大家就能明白这种模式是多么**低效**了吧。打个比方，这就像手推着装满油箱的摩托车前进一样。

如果减糖，这个状态就会发生戏剧性的改善，作为原本主要的能源的脂肪会被优先使用。这样，**一整天都在燃烧脂肪，胖起来就很难**。

◆ **容易瘦下来的体质**

人类身体的能源

① **脂肪**……主要能源

② **葡萄糖**……紧急情况下使用

**现代人由于摄入了大量的糖质，①和②的功能颠倒了**

脂肪被当作紧急使用的能源保存下来

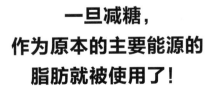

**一旦减糖，
作为原本的主要能源的
脂肪就被使用了！**

◆ 通过减糖来改善体质

# ①采用减糖生活法，一整天都在燃烧脂肪

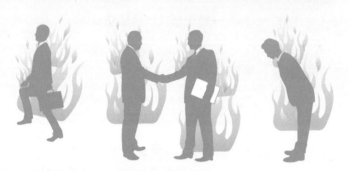

# ②难以变胖，可以维持体形

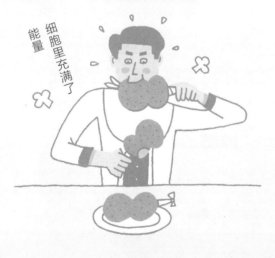

细胞里充满了能量

**重点**

· 人的能源是脂肪和葡萄糖。

· 持续摄入大量糖质的话，会优先使用葡萄糖作为能源。

· 去除糖质后，脂肪就开始作为主要能源被使用！

**可以畅快喝酒！**

# 如果是威士忌、白兰地、烧酒，可以毫无顾虑地饮用！

糖质控制饮食法原本是为了治疗糖尿病开发出来的。以前卡路里控制饮食一直被作为推荐糖尿病患者使用的饮食疗法，而且这种饮食法基本上禁止酒精。

**在糖尿病患者中，有很多人因为无法禁酒而放弃了控制卡路里的饮食疗法。** 我自己也喜欢喝酒，所以很理解那种心情。

即使是糖质控制饮食法也要控制饮酒，但并不是什么酒都不能喝。如果是**几乎不含糖质**的酒，也是可以喝的。

还记得吗，几乎不含糖质的酒是指蒸馏酒。可以列举出**威士忌、白兰地、杜松子酒和烧酒**等。

这些酒的特征是酒精度数比较高。"比起度数高的酒，度数低的啤酒对身体不是更好吗？"肯定会有人这样想吧。不过，这始终不过是一种印象罢了。因为减糖健康法考虑的是有无糖质这个问题，和酒精度数的高低没有关系。**而啤酒和日本清酒等酿造酒中含有很多糖质。**

只是，度数高容易喝醉是事实。那种情况下，不知不觉就会情绪高涨，很有可能"来碗拉面结束战斗！"。晚上喝酒的机会比较多，要结束的时候一般要到深夜了吧。在那个时间段吃富含糖质的拉面，就是雪上加霜，所以请一定要注意。

**喝蒸馏酒的时候可以兑冰水或是兑热水，或者加碳酸来享受。** 直接喝太浓的酒，也会增加患食道癌的风险。

**重点**

· 喝酒要喝基本上不含糖质的蒸馏酒。

· 避免饮用啤酒和日本清酒等酿造酒。

## 没常性的人也能坚持!

# 最初的1 ～ 2周内就会有效果!

　　世界上有很多种健康法。大家应该也试过几种吧？但是不是总是感觉不到效果，不久就放弃了？而减糖健康法的一个好处是**"马上就能切实感受到效果"**。因此，连至今为止挑战过各种各样的健康法而备受挫折的人也很容易坚持下去。比如，就效果来谈，如果是**苦恼于高血糖的人，从实行糖质控制饮食法的当天开始，血糖数值就会有戏剧性的改善**，因为导致血糖值上升的糖质没有进入体内。

　　另外，如果谈减肥效果，**开始的几天就能实际感受到**。采取减糖健康法的人中大部分都有1 ～ 2周内体重减少2 ～ 3公斤的经验。这之后减肥效果会稳定持续，直到达到**本人本来的最佳体重为止**。因为脂肪和水分一起被排出，因此最初的1 ～ 2周体重下降很快。这是在身体切换到脂肪为主要能源的模式时出现的现象。转换能源后体重之所以会减轻，可以认为是因为之前积累在体内的脂肪被消耗了。最重要的是，**1 ～ 2周的体重下降后不能满足，要再坚持一段时间让身体完成能源模式的转换**，因为切换模式后稳定下来的话，体重就很难反弹了。

对身体而言，多余的脂肪量因人而异。作家桐山秀树为了治疗糖尿病开始实践糖质控制饮食法后，仅仅 3 周体重就减少了 20 公斤。以这样的体验为基础，他还写了一本书，名为"老爹减肥界的奇迹'糖质控制法'：平均减重 22 公斤的中年男子们的故事"。**实行减糖健康法后，会立刻出现体重下降和血糖值的改善。**之后，在持续进行健康法的过程中，血液循环会变好，自然治愈力会提高，心情会变稳定等等，能实际感受到各种各样的效果。

## 重点

· 将身体切换到脂肪燃烧转化成能量的模式后，体重就很难反弹。

· 通过减糖，可以切实感受到不仅限于体重下降、血糖值改善的好效果。

**不必勉强也能继续！**

# 因为没有压力，所以找不到放弃的理由

很多尝试减糖健康法的人都没有遇到挫折，一直保持着控制糖质的饮食。尽管他们中有"初级""标准""超级"的差别（详细情况见第 52 页），但此法能受到这么多人的支持，我还是很开心的。

原本糖质控制饮食法是以糖尿病患者为对象的饮食疗法，所以尝试的人中有些是本着不想让病情进一步恶化的迫切想法去实践的。因为一直以来的糖尿病饮食疗法（卡路里控制饮食）让人很痛苦，所以很多人中途放弃了，这也是不得不承认的事实。

**减糖健康法能让人长久坚持下去的主要理由很简单：几乎没有压力。**

**不管怎么说，除了糖质，喜欢的食物都能随心吃。**如果是蒸馏酒，也可以放心地饮用。另外，**不擅长运动的人也没有必要勉强自己去锻炼身体。**

可以吃，可以喝，也可以不运动。这与至今为止出现的健康法常识大相径庭，可以说，减糖健康法是没有压力的。

然而，对于喜欢甜食、米饭、面食之类的人来说，减糖健康法会给他们带来压力。不过，我倒是希望大家能好好了解"自己喜欢的糖质对身体会有怎样的影响"。

**无论如何也离不开甜食、米饭和面食的人有患上"碳水化合物依存症"的可能性。**简单来说，碳水化合物依存症和尼古丁依存症、酒精依存症是同一种模式，但是比这两种要更容易减轻。

如果你患上了"碳水化合物依存症"，请首先从初级糖质控制饮食法开始，慢慢地让身体习惯吧。这样，依存症也会逐渐减轻。

**重点**

· 控制糖质的健康饮食法很容易坚持下去。

· 离不开米饭或面食的人，可以慢慢地让身体适应。

## 忙碌者的强力伙伴!

## 无法确保运动时间的人或不擅长运动的人也可以!

据说,在日本成年人中,每三个人中就有一个人没有运动的习惯。理由之一就是"太忙了,没时间"。**在繁忙的日程里确保每天有运动时间是极其困难的。**无论如何都要优先保证工作,运动就过后再说吧……这也是没有办法的事。另外,也有人原本就不擅长运动。这样的人即使知道运动对身体有好处,也还是会很难实践。

很多运动的人都是为了健康才运动的。体重和体脂作为健康评判的标准,应该很多人会在意。体重和体脂数值下降作为拼命流汗的结果,会给人很大的成就感吧?

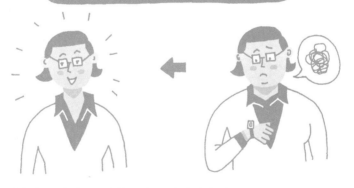

即使不运动,减少糖质摄入也能减肥

▲比起每天跑步30分钟,实行减糖健康法只需减糖就能瘦下来。

可是你知道**运动消耗的能量意外地少**吗?例如,体重60公斤的人跑步30分钟,消耗的能量约为270千卡,而这只不过是一碗米饭(160克)的卡路里。

关于减肥，有一种方法可让你即使不做付出多而收益少的运动，也能实现减轻体重和减少体脂，那就是减糖健康法。开始试行这一方法的人基本上体重和体脂都会立刻减少。**对于没有时间做运动或者讨厌运动的人来说，这是最适合他们的健康法。**

另外，已经开始运动的人请一定要坚持。减糖健康法绝对不会否定运动的功效。

**重点**

·慢跑等运动消耗卡路里意外地少。

·如果减糖，不用运动就能实现体重的减轻和体脂的减少！

## 和黏稠的血液说再见！

# 减少血管损伤，
# 使血液变得清爽！

**摄入糖质后，血液中的葡萄糖含量会增加，血糖值会上升。**为了降低血糖值，胰脏会分泌出胰岛素。每次摄入糖质的时候，胰岛素都会这样分泌，如果持续 40 年、50 年反复大量分泌，胰脏的 β 细胞就会变得疲惫，工作能力就会逐渐变弱，高血糖状态会持续下去。这就是糖尿病。

要说**高血糖**有什么可怕的，那就是**损伤血管，导致动脉硬化**。饭后的血糖值和空腹时的差距很大的高血糖状态被称为**"血糖飙升"**。我们知道，比起慢性高血糖状态，这种血糖飙升对血管的伤害更大。

没有糖尿病的人，摄入糖质后血糖值也会暂时性升高。轻微的血糖飙升在摄入含有糖质的食物之后一定会发生。

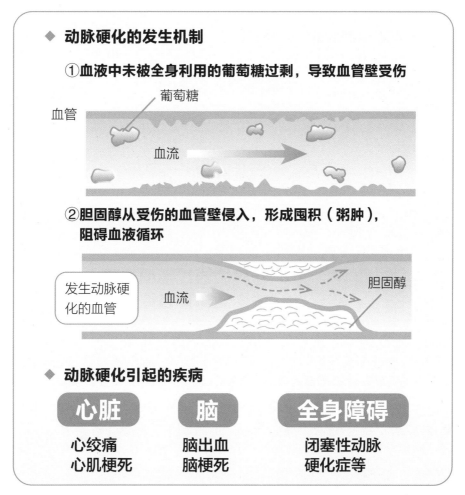

◆ **动脉硬化的发生机制**

①**血液中未被全身利用的葡萄糖过剩，导致血管壁受伤**

葡萄糖

血管

血流

②**胆固醇从受伤的血管壁侵入，形成囤积（粥肿），阻碍血液循环**

发生动脉硬化的血管

血流

胆固醇

◆ **动脉硬化引起的疾病**

**心脏** **脑** **全身障碍**

心绞痛 脑出血 闭塞性动脉
心肌梗死 脑梗死 硬化症等

以一天吃 3 顿饭来计算，一年就要吃 1000 顿以上，而血管就会这样反复遭受微小的损伤。

对于糖尿病所导致的高血糖状态，请把血液想象成黏稠状。用手触摸有糖的饮料，会觉得黏糊糊的，摄入糖质后，血液就会变成那种状态。当然，血液循环也会变差。**血液流动不畅导致的动脉硬化是引起心肌梗死和脑梗死的主要原因。**这可是性命攸关的问题。轻微的血糖飙升虽然不会马上引发动脉硬化，但是由于会引发代谢紊乱，所以也会招致过敏性疾病和肥胖等病症。

◆ **减糖能使血液变得清爽！**

> 高血糖的人血液像
> 含糖饮料一样黏糊糊的

通过减糖可以改善血液循环！

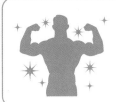

**营养能通过毛细血管
输送到身体各处**

　　**减糖健康法就是远离会导致"血液黏稠"的糖质**，使血液循环恢复顺畅，血液能够清爽地流淌。**血液循环变好后，营养就会通过毛细血管被输送到身体各处**，带来各种各样的好处。

　　那么，下面就来说明一下吧。

**重点**

·糖尿病是指胰脏疲劳导致血糖值无法下降的状态。

·血糖值忽上忽下，会让血管遭受损伤。

·远离糖质有改善血液流动不畅、抗衰老等各种各样的好处！

**恢复青春!**

# 具有抗衰老的效果，
# 头发和皮肤状态、精力都恢复了!

老化首先是从血管开始的。因为血管变脆弱，所以全身也渐渐变脆弱。也就是说，**预防血管老化，和预防整个身体老化密切相关**。血管恢复健康，身体也会恢复健康。因为**血管在血糖值急速上升时会受到伤害，所以最好的预防措施是不要摄入糖质**。

据说，一旦开始实行减糖健康法，血液循环就会变好。那也可以换种说法，叫"**恢复年轻**"吧。还有一点，至少在动物实验中证实了，适度抑制胰岛素的作用，平均寿命就会延长。而糖质控制饮食法确实能适度抑制胰岛素的作用。那么，具体会有什么效果呢?

首先，特别受女性欢迎的效果是"**皮肤变湿润**"。因为血液循环顺畅了，代谢会变好，皮肤所需的营养也能很好地传递到肌肤。基于同样的理由，**头发的弹性和光泽度也会变好**。对于男性而言，头发方面的烦恼主要是发际线后退和脱发问题，实行减糖饮食后，这种烦恼也会被消除。男性特有的烦恼还有**性功能方面会变得比较疲软**，也有人通过减糖健康法摆脱了这些烦恼。

减糖的效果因人而异，所以不能过度期待，但是值得一试。我自己实际感受到的抗老化效果是，过了40岁后**老花眼的程度就不再进一步加重**了。如上所述，我现在66岁，还能裸眼读《广辞苑》上的小字。牙齿很牢固，真牙全都保留了下来，也没有牙周病。个子没有变矮，听力也没有下降。很遗憾发际线稍微向后退了一点，但是身材恢复了。

**重点**

·血管恢复健康，身体也会变得健康。

·通过减糖可以解决各种老化现象造成的烦恼。

## 对伤病的抵抗性变强！

# 身体原本具有的自然治愈力觉醒了

**人类原本就具备"自然治愈力"，**受伤的时候会触发修复受伤部分的生理机制，细菌和病毒等进入体内后会被免疫细胞消灭。作为医生的我或许不应该这么说，但轻微的伤病即使不去医院也能自愈。类似的经验，大家应该都实际感受过吧？

这样的**自然治愈力，**会随着持续摄入大量糖质的饮食生活而逐渐减弱。血管会变脆弱，整个身体都会变脆弱。

摄入糖质后，为了让血糖恢复平稳，身体会变得非常忙碌。除了分泌胰岛素使血糖进入肌肉或变成脂肪，还需要进行各种各样的调整。

**这种负担比想象中还要大，**有可能会大到无法使用自然治愈力的程度。经常有人说"上了年纪，伤口就不爱好了"，但那只是因为自然治愈力在衰退。

如果持续采用减糖健康法，身体就会变得稳定，**自然治愈力也会发挥出来。如果对伤病有很强的抵抗力，**那么感冒的情况也会变少。

在这里，举我自己的例子吧。几年前，我罕见地有过轻微发烧的感觉。测的体温是37.2℃，比正常体温稍高。因为当时正逢流行性感冒暴发，为了慎重起见，我就去医院确认了一下，果然是染上了流感。我没有像其他人那样发高烧，也几乎没有咳嗽、咳痰等症状，近15年来我再次切实感受到幸亏采取了超级糖质控制饮食法。如果觉得"最近特别容易感冒"，请一定要采用减糖健康法来恢复自然治愈力。

**重点**

·为了让上升的血糖恢复到原来的状态，身体承受着超出想象的负担。

·减糖可以恢复自然治愈力！

## 不再长蛀牙！？

# 从牙痛、偏头痛中解脱出来

　　失去牙齿的最大原因是蛀牙和牙周病。这些都是牙菌斑（齿垢）造成的。所谓牙菌斑，就是活细菌的结块。**它们以附着在牙齿上的糖质作为食物**，数量不断地增加。也就是说，如果不给它们作为食物的糖质，它们的数量就无法增加。这意味着，**减糖这种"粮草作战"对防治蛀牙和牙周病有很好的效果**。

　　自从采用了糖质控制饮食法，我就几乎不长牙菌斑了。我以前并不是这样的，每年都要请认识的牙医给我处理一次牙结石。牙结石是由牙菌斑和唾液中的钙构成的，在采用糖质控制饮食法之前会积累很多。自从开始了糖质控制饮食法，牙结石减少了很多，牙医都觉得很不可思议。现在，如上所述，我的牙齿还全都留着。

自古以来就有"吃甜食容易长蛀牙"的说法。这句话本来应该换成"摄入糖质容易长蛀牙"。**减糖可以直接预防蛀牙。**

"吃甜食早上醒得早"的症状会引发偏头痛。所谓偏头痛，是头部血管收缩后突然扩张带来的剧烈疼痛。疼得厉害的人几乎会痛晕过去。

这种偏头痛多是摄入了过多糖质导致的症状。"过多"并没有一个规定的量，是因人而异的，总之只要控制糖质就可以了。可以断言，**上述偏头痛有超过半数的患者可以通过减糖健康法消除头痛。**

牙痛和偏头痛都会给日常生活造成严重影响。通过减糖，我想一定可以把人从这种剧痛中解救出来。

**重点**

· 减糖对于防止齿垢是"粮草作战"。
· 偏头痛过半原因是摄入过多的糖质。

**饭后不会犯困！**

# 入睡变快，睡得很安稳，醒来也更爽快！

　　吃过午饭后突然犯困，下午开展的工作没什么进展……你有过这样的经历吗？**饭后犯困是因为摄入了过多糖质。**头脑不灵活无法开展工作，原因也是糖质。请试着减少糖质，这样能减少犯困或者发呆，**工作也应该能有效率地进行下去。**

　　进一步说说睡眠，**持续实行减糖健康法后能切实感受到入睡和醒来状态变好的效果。**我自己也是这样，睡觉的时候可以很快入睡，觉醒了精神也很清爽。起床的同时也打开了身体的开关，就这样开始了一天。当然，也不会裹在被子里翻来覆去起不来床。这不仅仅是我一个人的体会，很多实践过减糖健康法的人都有同感。

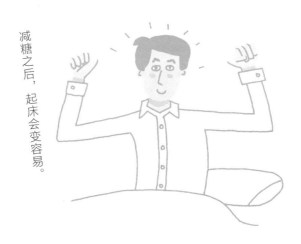

减糖之后，起床会变容易。

▲醒来也很清爽！工作中也不会犯困。

为什么会这样呢？想一想野生动物就很容易明白了。野生动物醒来后马上就会开始行动，因为睡后迷迷糊糊的话会被天敌袭击。而且野生动物不会发生剧烈的血糖上升。

**人类以前也跟野生动物一样**，疏忽大意的话可能会被其他动物袭击。因为吃东西的时候没有摄入糖质，所以一醒来就可以马上动起来。从这个意义上说，减糖健康法是恢复"野性"的健康法。

**重点**

· 饭后头脑发涨是因为糖质摄取过多。

· 减糖会让身体和大脑恢复"野性"！

## 对轻度抑郁也有效果！

# 情绪稳定，
# 不再"失落、生气"

近年来，抑郁症患病率增加成了一个很大的问题。对此，日本厚生劳动省[1]将以前的四大疾病（癌、脑中风、急性心肌梗死、糖尿病）加上"精神疾病"修改为五大疾病。举国家之力来应对抑郁症，说明该病已经发展到非常严重的地步。也有人通过**实践减糖健康法，成功地改善了抑郁症和抑郁状态**。只是，这种效果因人而异，而且精神疾病中也有像双极性障碍和感觉综合失

---

[1] 日本负责医疗卫生和社会保障的主要部门。——编注

调症这样的不仅仅是糖质导致的问题。对于这些疾病，即使实践了减糖健康法，在现阶段还是不要太期待比较好的效果。精神疾病还是找专科医生吧。

只是，如果**去除了糖质，精神确实更容易安定下来**。即使不是糖尿病患者，摄入糖质后血糖值也会有所上升。上升速度太快，会让人发呆，产生睡意。而且血糖值由于胰岛素的作用而急剧下降的时候也会出现同样的症状或是感到烦躁。用餐开始后 4 个小时左右，血糖值下降过多的话，会出现功能性低血糖的症状。像这样**饭前饭后血糖值波动幅度大的人，心理上也容易变得不稳定**。这种时候摄入糖质，症状会暂时得到改善，但还是会经受血糖值上升、下降的过程，从而形成恶性循环。

没有糖质会变得焦躁是很明显的依赖症状。这就是之前提到的"碳水化合物依存症"。这样就谈不上心理健康。**情绪不稳定就很容易陷入消沉，会因为一些琐碎小事而变得情绪化**。如果采用减糖健康法，依赖症状就会消失，血糖变动和身体都会趋于稳定，情绪也会因此稳定下来。

**重点**

·也有人通过减糖改善了抑郁症和抑郁状态。

·若血糖值没有大的变动，情绪会变得稳定。

# 某日减糖
# 饮食日记

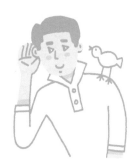

我基本上一天吃两顿饭。以34岁时的断食为契机，到66岁为止只吃午饭和晚饭，早饭只喝黑咖啡。

●某一天的饮食菜单

早上：来一杯速溶咖啡（添加鲜奶油少许）

中午：居家。盐烤鳟鱼、炸豆腐大拌菜、鸡蛋卷、控制糖质含量的面包和黄油、生协❶的一口炸猪排3个（从第二个开始面衣去掉一半）、腌菜

晚上：夜诊结束后从高雄医院回到家，21点30分左右开始吃饭。炸猪排、卷心菜切丝、鲷鱼和煮嫩牛蒡（调味用罗汉果代糖）、盐烤马鲛鱼、豆腐、油炸豆腐和富含裙带菜的味噌汤、350毫升的"朝日无糖啤酒"1罐、烧酒兑水3杯、1/5个莫里德尔（MOLI D'OR）巧克力（以赤藓糖醇作为甜味剂的巧克力，几乎不会导致血糖值上升）

※要点

这天晚上孙子来玩，妻子做了炸猪排。比起身为糖尿病病人的我的需求，孙子的需求更优先（笑）。炸猪排面衣上的小麦糖质大约有10克，所以配上配菜丰富的味噌汤、卷心菜丝和蛋黄酱等，以减少总体的糖质量比例。牛蒡每100克中的糖质稍微多一些，但因为是少量的牛蒡，而且是当时当令的蔬菜，所以我也吃了。

---

❶ 即生活协同组合，为了提高生活水平而在区域内部自行进行生产、销售的组织。——译注

# 第2章

# 就这些，希望你能记住！
# 糖质控制饮食法十规则

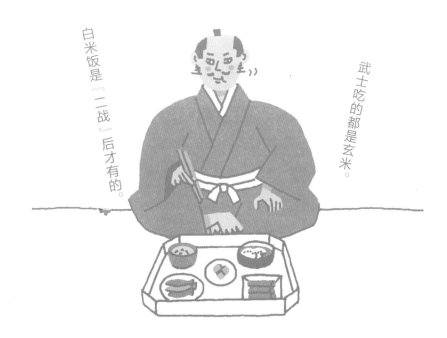

白米饭是"二战"后才有的。

武士吃的都是玄米。

## 糖质控制饮食法规则之一

# 海鲜、肉、纳豆、奶酪等富含蛋白质和脂肪的食物可以尽情吃

糖质控制饮食法的规则之一，是**只需要避开含有大量糖质的食物，其他食物都可以多吃**。以前的饮食思路是均衡地摄取糖质、脂肪、蛋白质这三大营养素。其中，糖质占60%，脂肪占20%，蛋白质占20%。在日本，这种比例的饮食长年持续着，但其结果是肥胖和糖尿病患者数量在增加。

因此，减糖健康法的饮食思路是尽量减少糖质，增加脂肪和蛋白质。也就是说，"**不吃白米饭、面包、面条等主食，而多吃主菜和副食，增加健康的要素**"。

**含有蛋白质的海鲜、肉类和纳豆、豆腐等大豆制品，以及富含脂肪的奶酪、橄榄油等食品**可以代替糖质吃到饱，这就是规则之一的关键。担心肥胖的人群中，有很多人会忍住不去吃牛排、汉堡等肉类食品，以及炸鸡块、炸牡蛎等油炸食品。如果采用减糖健康法，这些菜品都可以放心吃。这样，因为选择菜品的自由度相当高，人就不会感到厌烦，从而能继续下去。

本书在第56—60页罗列出了应该注意的食品和推荐的食品列表。首先，请把这几张表上**需要注意的食物好好地刻进脑海里**，这其中大部分都是作为主食的米饭、面包、面食和有甜味的东西，所以记起来很简单。只要避开这些不可以吃的食品，然后尽量搭配糖质少的食品就可以了。

### 重点

· 减少糖质，增加脂肪和蛋白质的摄入。
· 没有必要忍住不吃牛排、汉堡、炸鸡、炸牡蛎等食物。

**糖质控制饮食法规则之二**

# 避免摄入含有淀粉的食品和有甜味的食品！

减糖健康法是从饮食中尽量去除糖质的健康法。因此，有必要好好理解"糖质是什么"。糖质包含单糖类、二糖类、多糖类、糖醇、人工甜味剂等很多种类，相关食品也涉及多个方面。我觉得说得太细反而会混乱，所以请大家记住，**大致分为"含淀粉的食品"和"有甜味的食品"。**

**富含淀粉的食物有大米、小麦、大麦、荞麦面等谷类，还有薯类。用米做的食品有米饭、粥、杂烩粥、年糕等。小麦和大麦可以做成面包。中式面、炒面、乌冬面、挂面、意大利面、通心粉等也是由小麦制成的。薯类有土豆、红薯、芋头，** 以这些为原材料的**土豆沙拉、炸土豆、薯片、土豆炖肉、大学红薯（类似中国的拔丝地瓜）、烤红薯**也不行。另外，藕粉、粉条、葛根粉等使用的是薯类淀粉，也需要注意。

有甜味的食品可以根据味道来判断。避免食用含砂糖、果糖、葡萄糖等甜味剂的食品。甜调味品中也有蜂蜜、黑糖、和三盆❶等给人印象健康的东西，但这些也会使血糖值急剧上升。容易漏掉的是储存类食品。事实上，**罐头、袋装食品、真空包装食品等使用砂糖的情况也不在少数**，比如大和煮牛肉罐头、蒲烧秋刀鱼、甜烹海味小菜等。

请在每天的饮食中尽量去除含淀粉多的食品和甜味食品。虽然含有糖质的食品很多，但只要抱着对这两类食品的警觉，就可以很好地去除糖质。

---

❶ 日本传统砂糖，原料为甘蔗，主要用于和果子的制作。——译注

**重点**

·好好理解"糖质是什么",然后从饮食中去除它。

·要注意储存类食品中也有很多含有不少糖质。

## 糖质控制饮食法规则之三

# 必须吃主食的话,可以吃少量糙米等未精加工的谷物

也许很多人会觉得"只吃菜"的饮食有违和感,但是从人类700万年的历史来看,没有主食(谷物)的饮食要自然得多。不管怎么说,人类吃米和面食是从1万年前才开始的。如果"没有主食,就不想吃饭了!",那么请吃少量未精加工的谷物类食品。具体来说,就是**少量的糙米饭、使用全麦粉和小麦麸皮粉制作的面包、意大利面、纯荞麦面等。**

另一方面,精制的谷物指的是白米和雪白的小麦粉。这些都是提到主食最先想到的东西。**食用未精加工的谷物类食品与食用精加工的白米或使用了雪白小麦粉的面包或乌冬面等面食相比,导致的血糖值上升要缓和很多。**正因为如此,吃未精加工的谷物,作为肥胖激素的胰岛素分泌量也会减少。

不过,即使血糖值上升幅度小,也不能吃到饱为止。应该强调的是,最好还是少摄入含有糖质的食品。

另外,人类日常食用精制的谷物并不是很久以前的事。在日本,食用面粉大概始于200年前。白米大约始于300年前,是江户时代中期的事。**在日本,家家户户都能吃到白米是在"二战"之后。**

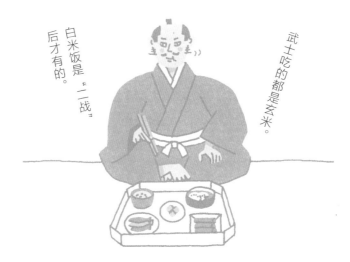

▲武士的饮食是糙米、萝卜汤、沙丁鱼干和梅干。

**重点**

·从人类历史来看，没有主食的饮食是很自然的。

·即使是未精加工的谷物类食品，也不能吃到饱为止。

## 糖质控制饮食法规则之四

# 牛奶、蔬菜汁不可以！
# 无糖咖啡、茶、水可以

　　关于饮料，首先请基本避免所有甜的饮料。碳酸饮料、果汁饮料等软饮料中**平均含有10%浓度的砂糖或果糖。500毫升装就是约50克，相当于**

41

**10块方糖。**

这种清凉饮料中所含的糖质已经溶于水中，所以具有糖质迅速被吸收的特征。也就是说，咕嘟咕嘟地喝下去会导致血糖值急剧上升。对于糖尿病体质的人来说，喝完后马上就又会口渴，而为了解决口渴又会咕嘟咕嘟地喝下去，导致高血糖……进而陷入这样的恶性循环。

对给人印象健康的饮料也需要注意。**营养饮料和运动饮料中也含有很多糖质。**特别是运动饮料，因为功能是顺利且快速地补充运动中失去的电解质和糖质，所以会导致分泌更多的胰岛素。蔬菜汁也被认为是健康的，但是很多富含果糖、葡萄糖等糖质的水果也一起被榨进去了，其中也有使用砂糖的商品，所以还是避开比较保险。

牛奶也被认为是健康的饮料，但是从减糖健康法的观点来看，是不可以的。也许会让人感到意外的是，**牛奶中含有很多被称为"乳糖"的糖质。**从含量来看，1杯（200毫升）牛奶约含10克乳糖。如果是特浓型或低脂型牛奶，含量还会进一步增加。

以上是应该避免的饮料，顺便也介绍一下可以放心喝的饮料吧。**咖啡和红茶不用加糖，直接喝就可以了。**另外，日本茶、中国茶、矿泉水虽然不含砂糖也很好喝，所以推荐饮用。

**重点**

·基本避免甜味饮料。

·要注意给人健康印象的营养饮料和运动饮料。

**糖质控制饮食法规则之五**

# 多吃蔬菜、海藻和菌类吧！

减糖健康饮食是由除了主食以外的主菜和副菜构成的。副菜的材料如**蔬菜类、蘑菇类和海藻类等**可以积极搭配。生食、炒食、烹煮都可以。如果汤里有很多配料，营养会比较均衡。当然，味噌汤中也能吃到美味的蔬菜且整体糖质量很低，希望大家能多吃一点。

特别希望大家能有效利用的是叶子菜。**卷心菜、白菜、菠菜、小松菜等可以尽情食用**。但是，一部分蔬菜中也含有大量的糖质，所以要注意。**南瓜、莲藕、胡萝卜、百合鳞茎、蚕豆等蔬菜含有较多的糖质**。还有之前已经介绍过的含有大量淀粉的薯类。蔬菜是能让我们享受当季味道的食材，所以要好好利用。

蘑菇类的糖质和卡路里含量都很低，所以强烈推荐。海藻类也是一样，属于糖质和卡路里都低的食物。海藻中只有海带是个例外。100 克海带中可能含有 30 克的糖质。因此，**最好避免吃海带卷和腌海带丝等以海带为主的料理**。不直接吃，而是用来做汤就没关系。

关于水果也要事先说明。水果除了牛油果基本都含有很多糖质。其中约一半的糖质被称为"果糖"，虽然它不会像葡萄糖那样提高血糖值，但具有比葡萄糖更容易变成中性脂肪的特性。水果中还含有葡萄糖和蔗糖。**吃水果一次的上限，草莓是 5 颗左右，苹果是 1/3 个，猕猴桃是 1/2 个左右**。作为零食和甜品，一天可以吃两次。果干由于没有水分，糖质的比例会变高，所以要注意。

**重点**

· 多吃蔬菜没关系。
· 需要注意含有较多糖质的根茎类蔬菜、海带、水果。

## 糖质控制饮食法规则之六

# 多吃橄榄油和鱼油吧！

减糖健康法的目的是通过控制糖质摄入，使脂肪能够很好地被利用起来。脂肪除了能成为能源，还可以成为细胞膜和激素的原料，所以有必要充分地摄入。话虽如此，**脂肪中也分应该摄入的油脂和应避免摄入的油脂，必须把握两者的区别**。我来谈谈其中的区别。

大部分脂肪都是由"油脂"构成的。决定油脂性质的是脂肪酸。大家应该听说过，脂肪酸有油酸、α-亚麻酸、二十碳五烯酸、二十二碳六烯酸、亚油酸、反式脂肪酸等。实际上，这些脂肪酸中分为对身体好的和对身体不好的。

介绍一下应积极摄入的脂肪酸。首先是"油酸"。这种脂肪酸有**改善低密度脂蛋白胆固醇值**的作用。**富含油酸的油脂是橄榄油**。α-亚麻酸是紫苏油（苏子油）中含有的物质，也是人体无法合成的必需脂肪酸的一种。

鱼油中富含的**二十碳五烯酸和二十二碳六烯酸**，有**防止血液中形成斑块、抑制中性脂肪和胆固醇浓度的作用**，是对心脏、脑、血管都有好处的脂肪酸。沙丁鱼、青花鱼、秋刀鱼、金枪鱼等都富含这两种脂肪酸。

希望大家**避免摄入的脂肪酸是亚油酸和反式脂肪酸**。富含亚油酸的有大豆油、玉米油、红花油，据说过多摄入亚油酸是过敏性疾病、炎症、心脏病、脑梗死的诱因。亚油酸本是必需脂肪酸的一种，但是现代人摄入过多。反式脂肪酸有天然的和人工合成的，请避免摄入后者。人造黄油类中含有的反式脂肪酸会提高患上支气管哮喘、过敏性鼻炎、特异性皮炎等过敏性疾病的概率。

◆ **应摄入的油脂**

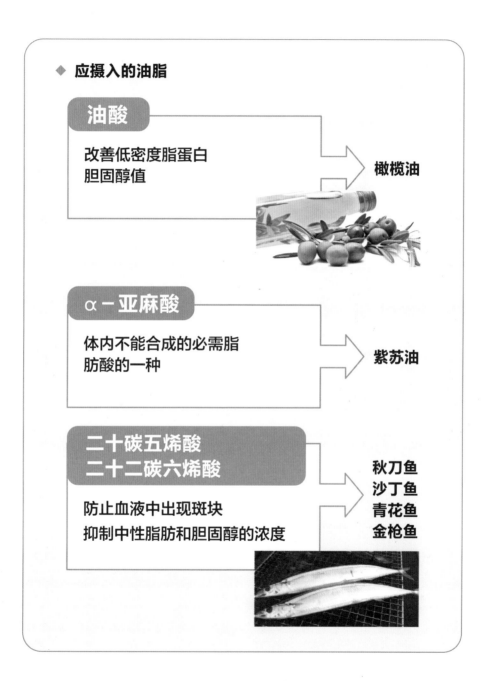

**油酸**

改善低密度脂蛋白
胆固醇值

橄榄油

**α－亚麻酸**

体内不能合成的必需脂
肪酸的一种

紫苏油

**二十碳五烯酸**
**二十二碳六烯酸**

防止血液中出现斑块

抑制中性脂肪和胆固醇的浓度

秋刀鱼
沙丁鱼
青花鱼
金枪鱼

◆ **应避免摄入的油脂**

**亚油酸** ···大豆油、玉米油、红花油

造成过敏性疾病、炎症、
心脏病、脑梗死的原因

**反式脂肪酸** ···人造黄油类

造成支气管哮喘、
过敏性鼻炎、
过敏性皮炎的原因

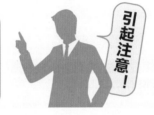

引起注意！

**重点**

·脂肪除了作为能源，还可以成为细胞膜和激素的原料。

·了解对身体有益的油脂和无益的油脂。

·避免摄入大豆油、玉米油、红花油和人造黄油。

**糖质控制饮食法规则之七**

# 蛋黄酱和黄油可以尽情享用

在减肥的世界里，高卡路里的蛋黄酱是应该避免的调味料的代表，但是**在减糖健康法中，蛋黄酱是没有任何问题的。**

只需要注意一点，那就是**"是否是以前的那种蛋黄酱"**。自古以来就有的蛋黄酱是用鸡蛋、醋和油脂做成的。因为不含糖质，所以可以放心食用。但是**最近经常有标榜"低脂"的蛋黄酱，避开这类产品比较保险。**也就是说，很多情况下，为了弥补低脂肪导致的味道缺失，蛋黄酱中会混入砂糖等含糖质物质。这种类型的蛋黄酱当然不可以。

**黄油也是有代表性的高卡路里食品，但是糖质含量非常低，请放心食用。**虽然黄油也多用于西餐等的烹调，但基本上没什么需要在意的。人造黄油和天然黄油一样是糖质含量低的食品，但是如上所述，因为其含有很多健康方面令人担心的反式脂肪酸，所以最好避开。虽然也有不含反式脂肪酸的人造黄油，但是价格和天然黄油一样，所以我选天然黄油。

其他的调味料也要简单介绍一下。**番茄酱和酱汁里含有很多糖质。**从甜味很浓这一点应该也能判断出来。特别要注意的是御好烧（大阪烧）的酱汁。比起一般的酱汁，其糖质含量更高，每100克中约含有30克糖质。

酱油除了调成甜味的都没关系。甜料酒是日本清酒的一种，请少量食用。另外，味噌要用红味噌。白味噌虽然盐分少，但含有很多糖质。

**重点**

· 要注意标榜"低脂"的蛋黄酱。

· 番茄酱、酱汁、甜料酒中也含有很多糖质。

## 糖质控制饮食法规则之八

## 烧酒和威士忌都可以！
## 啤酒、日本清酒、甜味葡萄酒不可以

民间也有"酒是百药之长"的说法，减糖健康法的一个特征就是不禁止饮酒，但并不是什么都可以喝，**有可以喝的酒和不可以喝的酒**，其区别在于糖质的含量。

首先，作为最基本的区分，请记住**"可以喝的是蒸馏酒，不能喝的是酿造酒"**这句话。

被称为**蒸馏酒的酒有威士忌、烧酒、白兰地、朗姆酒、杜松子酒、伏特加酒等**。这些酒几乎不含糖质，所以可以放心地入口。

请不要喝以蒸馏酒为基础调制的鸡尾酒，因为鸡尾酒大多是与含有大量糖质的果汁类混合在一起的。基本上利口酒也是一样的。如果想享受纯酿、兑水、加冰等口感以外的乐趣，就兑入碳酸水（苏打水）吧。威士忌"嗨棒"（highball）或碳酸烧酒等没有甜味的调制酒也是可以饮用的。

**应该避免饮用的酒饮料有啤酒、发泡酒、日本清酒、甜味葡萄酒等等。**这些是以谷物和水果为原料发酵而成的，所以会残留糖质，但红葡萄酒和白葡萄酒只要是辣口一点的就没关系。在宴会等场合，经常会"先干一杯啤酒"，如果禁止饮用啤酒，应该会有很多人感到困扰。这种时候就只喝一杯吧。一杯左右没必要那么担心。另外，最近出现了**"零糖质"的发泡酒**，这种也是可以喝的。

减糖健康法并不禁止饮酒，对于喜欢喝酒的人来说，这是非常难得的，但减糖健康法也绝不认可过量饮酒，这一点请注意。

**重点**

· 蒸馏酒中糖质少，但要避免混合进果汁的鸡尾酒。

· 避免酿造酒为好，但无论是红还是白，只要是辣口的葡萄酒都可以。

## 糖质控制饮食法规则之九

# 可以吃不含甜味剂、零卡路里的奶酪和坚果等零食！

　　一天三顿饭之外，有时也会肚子饿。**这种情况下，吃零食也没关系，这是减糖健康法的立场，**也就是绝对不会否定零食。

　　虽说如此，**含有大量糖质的东西还是不行的。**比如，蛋糕、布丁等西洋点心，或者是馒头、羊羹等日式点心。除此之外，还请不要把手伸向冰激凌、巧克力等。不用说，这些产品里都大量使用砂糖。"那么不甜的东西应该没问题了吧？"膨化食品和油炸点心其实也是不能吃的，因为这些都是以小麦和玉米等为原料的，这些原料里含有很多谷物淀粉。用米做的仙贝和年糕片等也请从零食清单中删去。

　　那么反过来，可以当零食吃的食品是什么呢？首先是**奶酪和坚果类。**这些食物里含有优质的脂肪和蛋白质，还有矿物质等。另外，**干贝、沙丁鱼干、熏制鸡肉脯等**也是低糖质、高蛋白质的食物。这些虽然都是经常被当作下酒菜的食品，但可以把它们加到零食清单上。

　　如果"无论如何都想吃甜食"，那么就有效地使用**叫作"糖醇"的人工**

**甜味剂**。糖醇是由天然材料制成的甜味剂。特别是一种叫作"赤藓糖醇"的东西，即使进入人体也不会被代谢产生热量。我们也推荐使用赤藓糖醇含量99%的名为"罗汉糖S"(ラカント S)[1]的产品。现在在销售控制糖质的食品的网站上，甚至可以找到使用这些甜味剂制作的巧克力、冰激凌和羊羹。对甜食党来说可真是让人无比欣慰啊。

**重点**

· 不甜的膨化食品和仙贝也不能吃，年糕片也含有糖质。

· 无论如何都想吃甜食的时候，要有效地使用人工甜味剂。

## 糖质控制饮食法规则之十

# 在可能的范围内
# 尽量选取天然食品

仅仅从饮食中去除糖质就可以收获巨大的好处，这就是减糖健康法。若再摄入天然食品，效果会更好。

**食品要尽量选择没有添加剂的、安全、让人放心的东西**。话虽如此，但也不用太神经质。

食品添加剂虽然对人体不是必要的，但是因为有防腐的作用，所以也不

---

[1] 参考：https://family.saraya.com/products/lakanto/index.html。"罗汉糖S"是由自古以来就被人们所熟知的瓜科果实"罗汉果"的高纯度精华和玉米等发酵后得到的天然甜味成分"赤藓糖醇"制成的。——原注

是完全没有意义的。另外，大部分的添加剂都已被确认了安全性。

在现代社会，完全靠食品添加剂为零的食品来维持饮食生活可以说是不现实的。即便是天然食品也需要相应的成本。

减糖健康法的立场是"最好保持对食物的讲究，但也不必太过严格"。比如炸鸡块，有时间的时候最好是手工烹饪，没有时间的话也可以加热冷冻食品来吃。

理由自不必说，**比起食品添加剂，糖质所带来的危害更大**。无论餐桌上摆着多少零食品添加剂、烹饪十分讲究的菜肴，如果桌上有米饭，就会有血糖飙升的危险。只是，最好还是避免食用染成全黄色的酱菜和大量添加化学合成添加剂的垃圾食品。

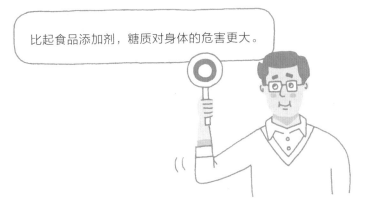

比起食品添加剂，糖质对身体的危害更大。

▲即使避开食品添加剂，吃了米饭或面条也是白搭。

**重点**

· 不要太过拘泥于零食品添加剂。

· 没有时间的话冷冻食品也可以吃。

## 糖质控制饮食法的3种类型

# 在适合自己的程度上减糖吧！

减糖健康法所采取的"糖质控制饮食"的生活方式，就是从菜单上尽量去除含有糖质的食品。这种糖质控制饮食分为**"初级糖质控制饮食""标准糖质控制饮食""超级糖质控制饮食"**三种类型。

**初级糖质控制饮食，即一日三餐中只有一餐要在饮食中去除糖质。**也就是说，这一顿——最好是晚饭——不吃主食，因为晚饭之后经常会安静地度过，不怎么使用能量。睡眠中能量的消耗量会进一步下降。另外，大脑也会进入休息状态。因为体内消耗糖质最多的是大脑，所以晚上能量更容易过剩。正如之前所述，剩余的能量就会变成脂肪。

**标准糖质控制饮食，即三餐中有两餐不吃主食。**组合形式是早饭和晚饭，或午饭和晚饭。不管是哪一种，重点都是晚饭不吃主食，因为吃了早饭或午饭后并不会睡觉，所以身体和大脑都会消耗能量，摄入的糖质也更容易消化。

采用标准糖质控制饮食法的人，如果是在公司工作，在家吃的机会最多的早饭和晚饭的组合是最容易控制的。相反，午饭在外面吃的情况比较多，所以更有必要下功夫。

**超级糖质控制饮食要求三餐全部不吃主食。这是难度水平最高的。**

根据以减肥效果为首的健康效果来排列顺序，从"初级"到"标准"再到"超级"效果逐渐增强。话虽如此，一开始就从"超级糖质控制饮食"开始的话，会很容易受挫。首先从"初级糖质控制饮食"开始吧。如果感觉到效果，只需慢慢提高难度就可以了。如果发现这样做意外地轻松，往后就很容易了。

◆ **糖质控制饮食的三种类型**

### ①初级糖质控制饮食

一日三餐中只有一顿不吃主食

减肥效果增大

### ②标准糖质控制饮食

一日三餐中有两顿不吃主食

### ③超级糖质控制饮食

一日三餐全部不吃主食

◆ **阶段性的减糖**

从"初级糖质控制饮食"开始，慢慢地提高等级吧

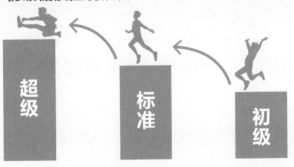

**重点**

·糖质控制饮食有三种类型。

·控制主食摄入量的话，最好选晚餐。

·首先从三餐中有一餐不吃主食开始。

## 短期集中的必杀技！

# 认真以健康为目标的人，
# 请采用超级糖质控制饮食！

虽然有三种糖质控制饮食模式，但是真正以健康为目标的人一定要挑战"超级糖质控制饮食"，因为这可以让你感受到身体向更好的方向变化带来的喜悦感。

只要不摄入糖质，血糖值就不会急剧上升。也就是说，**在实践"超级糖质控制饮食"的情况下，一整天都不会大量分泌肥胖激素即胰岛素**。在不大量分泌肥胖激素的状态下，身体会从容易堆积脂肪的状态切换到容易燃烧脂肪的状态。那么，接下来会发生什么样的变化呢？

首先，**大部分的人在短时间内会减少2～3公斤的体重**。虽然有个体差异，但基本上是几天到两周左右就会有效果。另外，随着体重的减少，身体状况也会变好，有很多人体力也会得到提升。**起床后精神清爽、稳定**。体重方面不久就会达到自己的最佳体重。如果达到这种状态，即使变换成"标准糖质控制饮食"或"初级糖质控制饮食"也没有问题。即通过"超级模式"来转换身体状态，用"标准"和"初级"来保持这种状态。当然，也有继续

"超级模式"这个选项的。

作为例外，也有人采取"超级糖质控制饮食"却不太能显现出效果，因为他们带有"节约遗传基因"。节约遗传基因是指抑制能量的消耗、容易积累脂肪的遗传基因。其特征是基础代谢量低。

基础代谢量是指即使什么都不做也会在体内消耗的卡路里。基础代谢量低，消耗的卡路里就少，所以摄入的卡路里就常常超标。如果**连续一周采用"超级糖质控制饮食"也看不到体重减少，那么带有节约遗传基因的可能性很大**。这种情况下，除了采用"超级糖质控制饮食"，还应尝试控制卡路里，这样体重就会下降。

**重点**

· 采取"超级糖质控制饮食"后，几天到两周左右就会有效果。

· 拥有"节约遗传基因"的人还要控制卡路里的摄入。

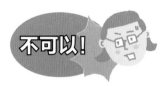

# 应注意的食品
# 一览表

| 分类 | 食品名 | 常用量（g）（标准量） | 含糖量（g） |
|---|---|---|---|
| 米饭类 | 糙米饭 | 150（1碗） | 51.3 |
| | 白米饭 | 150（1碗） | 55.2 |
| | 年糕 | 50（1块） | 25.2 |
| | 米粉 | 70（1人份） | 55.3 |
| 面包类 | 吐司面包 | 60（6切分中的1片） | 26.6 |
| | 法式面包 | 30（1块） | 16.4 |
| | 全麦面包 | 30（1cm厚度的1块） | 14.1 |
| | 印度烤饼（馕） | 80（1个） | 36.5 |
| 面条类 | 乌冬面 | 250（1团） | 52.0 |
| | 挂面 | 50（1把） | 35.1 |
| | 拉面（生） | 130（1团） | 69.7 |
| | 荞麦面 | 170（1团） | 40.8 |
| | 意大利面（干） | 80（1人份） | 57.0 |
| 面粉类 | 饺子皮 | 6（1个） | 3.3 |
| | 玉米片 | 25（1人份） | 20.3 |
| | 面粉（低筋面粉） | 9（1大勺） | 6.6 |
| | 面包粉（干） | 3（炸面衣用） | 1.8 |
| 薯类 | 淀粉（马铃薯淀粉） | 3（1小勺） | 2.4 |
| | 葛根粉（干） | 15（火锅用1份） | 13.0 |
| | 绿豆粉丝 | 10（凉拌用1份） | 8.3 |
| | 番薯 | 60（1/3 ~ 1/4个） | 17.5 |
| | 土豆 | 60（1/2个） | 9.8 |
| | 芋头 | 50（普通大小1个） | 5.4 |
| | 炸土豆 | 50 | 14.7 |

食品名上标有△，是指虽然不推荐吃，但也不是一定要避免，控制一下也可以吃。

| 分类 | 食品名 | 常用量（g）（标准量） | 含糖量（g） |
|---|---|---|---|
| 豆类 | 黄豆粉（脱皮大豆） | 5（1大勺） | 0.7 |
| | 红豆（干） | 10 | 4.1 |
| | △无添加豆浆 | 210（1瓶） | 6.1 |
| 蔬菜 | △胡萝卜 | 30（炖菜1份） | 1.9 |
| | 牛蒡 | 60（1/3个） | 5.8 |
| | 西洋南瓜 | 50（5cm厚的1角） | 8.6 |
| | 玉米 | 90（1/2根） | 12.4 |
| | 青豆（豌豆） | 5（10粒） | 0.4 |
| | 慈姑 | 20（1个） | 4.8 |
| | 百合 | 10（1瓣） | 2.3 |
| | 莲藕 | 30（炖菜1份） | 4.1 |
| 乳类 | 牛奶 | 210（1瓶） | 10.1 |
| | 低脂牛奶 | 210（1瓶） | 11.6 |
| 鱼类加工熟食 | △蒸鱼糕 | 20（1cm厚1块） | 1.9 |
| | △烤竹轮 | 20（1/4根） | 2.7 |
| | △鱼肉饼 | 25（1/4个） | 2.9 |
| | △炸鱼肉丸 | 40（1/2个） | 5.6 |
| 调味料 | 英国辣酱油（Worcestershire sauce） | 6（1小勺） | 1.6 |
| | 中浓酱汁、浓厚酱汁 | 6（1小勺） | 1.8 |
| | △面条蘸汁 | 100（1份） | 8.7 |
| | 蚝油（牡蛎油） | 6（1小勺） | 1.1 |
| | 番茄酱 | 5（1小勺） | 1.3 |
| | 甜酱 | 18（1大勺） | 5.8 |
| | 日式咖喱酱 | 25（1人份） | 10.3 |
| | 林氏盖饭酱 | 25（1人份） | 11.3 |
| | 甜料酒 | 6（1小勺） | 2.6 |
| | 固体清汤（bouillon） | 5（1份使用量） | 2.1 |

※数据由高雄医院提供

注：第56—60页的表格是高雄医院测定的大致标准数值，所以与《日本食品标准成分表2015年版》的一部分食品名称、数值有所不同。

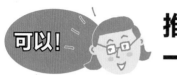

# 推荐食品一览表

| 分类 | 食品名 | 常用量（g）（标准量） | 含糖量（g） |
|---|---|---|---|
| 豆类 | 绢豆腐（嫩豆腐） | 135（1/2块） | 2.3 |
| | 木棉豆腐（老豆腐） | 135（1/2块） | 1.6 |
| | 拉丝纳豆 | 50（1袋） | 2.7 |
| | 油炸豆腐（薄炸） | 30（1块） | 0.4 |
| 蔬菜类 | 卷心菜 | 50（菜心1个） | 1.7 |
| | 小松菜（小白菜） | 80（凉拌1份） | 0.4 |
| | 白菜 | 100（菜心1个） | 1.9 |
| | 菠菜 | 80（凉拌1份） | 0.2 |
| | 菜用黄麻（CorchorusolitoriusL） | 60（凉拌1份） | 0.2 |
| | 油菜 | 100（1颗） | 0.8 |
| | 圆生菜 | 20（配菜1份） | 0.3 |
| | 毛豆 | 50（1份） | 1.9 |
| | 秋葵 | 20（2根） | 0.3 |
| | 姜 | 20（1片） | 0.9 |
| | 白葱 | 50（炖菜1份） | 2.5 |
| | 白萝卜 | 100（炖菜1份） | 2.7 |
| | 黄豆芽 | 40（配菜1份） | 0 |
| | 西红柿 | 150（普通大小1个） | 5.6 |
| | 茄子 | 80（炖菜1份） | 2.3 |
| | 洋葱 | 100（炖菜1份） | 7.2 |
| 薯类 | 魔芋 | 50（关东煮1份） | 0.1 |
| 菌类 | 金针菇 | 20（汤菜1份） | 0.7 |
| | 鲜香菇 | 14（1个） | 0.2 |
| | 干香菇 | 3（1个） | 0.7 |

| 分类 | 食品名 | 常用量（g）（标准量） | 含糖量（g） |
|---|---|---|---|
| 菌类 | 姬菇 | 20（汤菜1人份） | 0.2 |
| | 滑子菇 | 10（汤菜1人份） | 0.2 |
| | 杏鲍菇 | 20（1个） | 0.5 |
| | 灰树花菌 | 20（汤菜1份） | 0.2 |
| 海藻类 | 调味紫菜 | 3（1把） | 0.5 |
| | 海蕴 | 200（1份） | 0 |
| | 细裙带菜（中华海草、和风海草） | 2（醋拌凉菜1份） | 0.1 |
| | 石花菜凉粉 | 50（1份） | 0 |
| | 裙带菜梗 | 50（1份） | 0 |
| 乳类 | 奶酪切片 | 15（1大勺） | 0.3 |
| | 卡蒙贝尔奶酪（Camembert cheese） | 20（1块） | 0.2 |
| | 奶油乳酪 | 20（1块） | 0.5 |
| | 加工奶酪 | 20（1块） | 0.3 |
| | 黄油（人造黄油） | 100 | 3.0 |
| | 黄油（天然黄油） | 100 | 3.1 |
| 肉类 | 牛、猪、鸡 | 100 | 0.1 ~ 0.7 |
| | 牛肝 | 50 | 1.9 |
| | 猪肝 | 50 | 1.3 |
| | 无骨火腿 | 20（1片） | 0.4 |
| | 培根 | 20（1片） | 0.1 |
| | 维也纳香肠 | 20（1根） | 0.6 |
| | 带皮鸡肉 | 100 | 0 |
| 鱼类和贝类 | 鱼类 | 100（1块） | 0.1 ~ 0.6 |
| | 烟熏三文鱼 | 20（1块） | 0 |
| | 牡蛎 | 15 | 0.7 |
| | 鱿鱼干 | 225（1片） | 0.2 |
| 蛋类 | 鸡蛋 | 50（1个） | 0.2 |

※ 数据由高雄医院提供。

# 水果类、坚果类、风味饮料

食品含糖量少标记〇，需要注意标记△，不可以标记×。

| 分类 | 判断 | 食品名 | 常用量（g）（标准量） | 含糖量（g） |
|---|---|---|---|---|
| 果实类 | 〇 | 牛油果 | 80（1/2个） | 0.7 |
| | 〇 | 柠檬汁 | 5（1小勺） | 0.4 |
| | △ | 草莓 | 75（5粒） | 5.3 |
| | △ | 夏季橘子 | 190（普通大小1个） | 16.7 |
| | △ | 桃子 | 170（1个） | 15.1 |
| | △ | 苹果 | 70（1/3个） | 9.9 |
| | × | 香蕉 | 100（1根） | 21.4 |
| 坚果类 | 〇 | 核桃（烤制） | 6（1个） | 0.3 |
| | 〇 | 芝麻（干）（烤制） | 3（1小勺） | 0.2 |
| | 〇 | 松子（烤制） | 40 | 0.5 |
| | △ | 杏仁（炸制、调味） | 50（35粒） | 5.2 |
| | △ | 腰果（炸制、调味） | 30（20粒） | 6.0 |
| | △ | 碧根果（炸制、调味） | 50 | 3.0 |
| | △ | 花生（烤制） | 40 | 5.0 |
| 风味饮料 | 〇 | 烧酒 | 180（1合❶） | 0 |
| | 〇 | 威士忌酒 | 30 | 0 |
| | 〇 | 白兰地 | 30 | 0 |
| | 〇 | 伏特加酒 | 30 | 0 |
| | 〇 | 杜松子酒 | 30 | 0.1 |
| | △ | 红葡萄酒 | 100（长脚杯1杯） | 1.5 |
| | × | 清酒（本酿造酒） | 180（1合） | 8.1 |
| | × | 啤酒 | 350（普通杯1杯） | 10.9 |
| | × | 发泡酒 | 350（普通杯1杯） | 12.6 |
| | △ | 白葡萄酒 | 100（长脚杯1杯） | 2.0 |
| | × | 玫瑰红葡萄酒 | 100（长脚杯1杯） | 4.0 |
| | × | 绍兴酒 | 50 | 2.6 |
| | × | 梅子酒 | 30（1杯） | 6.2 |

※ 数据由高雄医院提供。

❶ 日本度量衡制尺贯法中的体积单位，1升的十分之一或坪或步的十分之一。——译注

# 第 3 章

# 从医学上解说
# 减糖的功效

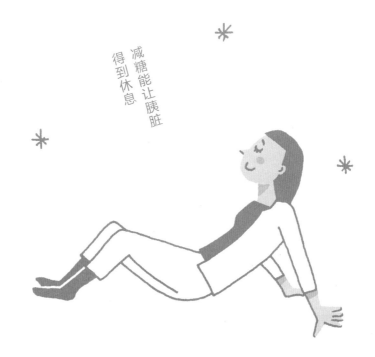

减糖能让胰脏
得到休息

## 减糖能瘦下来的原因

# 实际上，人可以在体内合成葡萄糖！

**比起卡路里控制饮食法，糖质控制饮食法能带来更大的减肥效果。**在谈原因之前，我先说明一下为什么卡路里控制饮食法很难实现减肥效果。

原则上，如果消耗或排出体外的卡路里比摄入体内的卡路里多，人就会变瘦。无论是糖质控制饮食法还是卡路里控制饮食法都是一样的。

然而，**实行卡路里控制饮食法会摄入白米饭等糖质，所以无论如何都会分泌肥胖激素（胰岛素）。**也就是说，糖质会转变成中性脂肪。**就算为了减肥而控制饮食，但饮食本身就隐藏着肥胖的原因，所以也会容易堆积脂肪，**就像一边踩刹车一边踩油门一样。

另一方面，糖质控制饮食法怎么样呢？如果持续采取糖质控制饮食法，身体就会向着充分利用卡路里的模式转变，原理是**"糖新生"**会消耗很多卡路里。**糖新生是指人类在自己体内生成葡萄糖来获取能量。**虽然被称为糖新生，但承担作用的是肝脏。如果**切换成糖质控制饮食法，糖质不会从外面进入，所以糖新生运动就会变得活跃。**不夸张地说，这一过程是一整天都在进行的。也就是说，因为**消耗了大量卡路里，**所以即使多吃了点饭也很难长胖。

饮食的营养来源于葡萄糖和脂肪酸这两个途径。人体将摄入的糖质转化为葡萄糖作为能源的话，就不能进行糖新生这一过程了。虽然说葡萄糖即使不特意在体内制造，也能从外部摄入糖质转化而成，但是那样的话就不会大量消耗卡路里，也就失去了减肥的机会。

◆ **减糖的减肥效果**

## 糖质控制

① 在自己体内生成葡萄糖的
"糖新生"活跃起来了！

② 由于"糖新生"而大量消耗卡路里

③ 身体转变为充分使用卡路里的模式

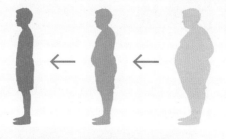

◆ **从体外摄入糖质转化为葡萄糖的情况**

从饮食中摄入糖质转化为
葡萄糖作为能源的话，糖
新生就会停止工作

失去减肥的机会

**重点**

·糖质控制饮食中，糖新生过程一整天都在进行。

·糖新生变得活跃，就很难长胖。

·如果把从外面摄入的糖质转化为葡萄糖作为能源，就
　无法进行糖新生。

## 人类本来的能源是什么？

# 糖质摄入过多，
# 脂肪就无法燃烧

为什么比起减少卡路里和脂肪摄入，减少糖质摄入要更容易瘦呢？如果知道人的身体构造，就能理解这一点了。

脂肪、蛋白质和糖质是作为身体能源的三大营养素。其中，蛋白质主要作为制造肌肉等物质的原料，所以作为能源的主要是脂肪和糖质。本来，人体的主要能源是脂肪。**与糖质相比，脂肪能高效地储存能量。**每克脂肪积蓄的能量是9千卡，糖质则是每克4千卡，能量积蓄量是脂肪的一半以下。

另外，脂肪可以以体脂肪形式在体内储存十几公斤。然而，糖质只能储存约250克，储存量有限。身体脂肪堆积过多虽然也是个问题，但是在这里请把它作为身体的机制来看待。作为身体主要能源的脂肪所能储存的能量更多，所以设计预留的储藏空间更大。

如上所述，脂肪本来是主要的能源，但是摄入过多糖质的人，首先会把糖质作为能源，**也就容易在双重意义上变胖：**一个是身体里的脂肪不容

易燃烧，还有一个是剩余的糖质会变成脂肪。换言之，会产生脂肪增长的负面螺旋。

如何斩断这个负面螺旋呢？没错，只要去除糖质就可以了。**把主要的能源转换成脂肪，脂肪会被优先分解，并进行糖新生来消耗能量。**减糖是转换能源的开关。

**重点**

·比起储存糖质，身体本来会更多地储藏脂肪。

·如果将糖质作为能源，就会产生脂肪增长的负面螺旋。

容易燃烧脂肪的身体？

# 可以充分利用"酮体"作为能源

所谓"容易燃烧脂肪的身体"，在医学上指的是"擅于利用脂肪酸的身体"。**人使用的能源有脂肪和糖质两种**，如果优先使用糖质，身体就会变得不喜欢使用脂肪。如果减糖，身体就会一整天都使用脂肪酸作为能源，所以自然而然地会变得擅长利用脂肪酸。

那么，就具体说明一下什么是脂肪酸的"高明利用方法"吧。脂肪进入体内后会变成中性脂肪。然后，作为能源使用的时候会分解成脂肪酸和甘油。这种脂肪酸一出现在血液中就会成为"游离脂肪酸"。虽然一直以来都说脂肪是能源，但严格来说，这种游离脂肪酸才是能源。如果持续过着减糖的生活，游离脂肪酸就会在基准值内不断增加。肝脏在这个阶段会变得很重要。它会以游离脂肪酸为原料制成"**酮体**"这一物质。**酮体实际上是优质的物质，对身体细胞来说是非常容易利用的能源。请一定要记住这一点。**

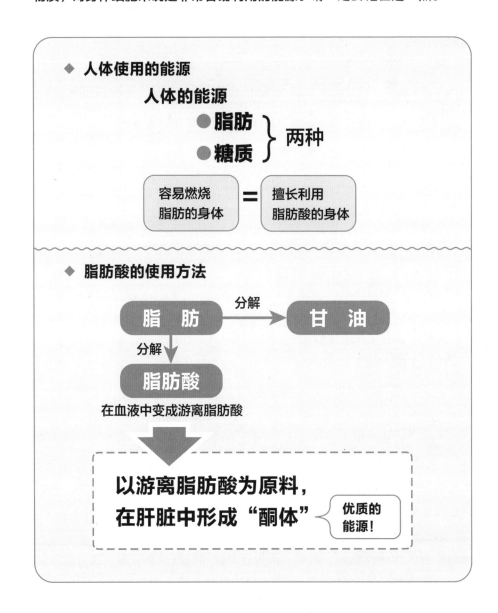

◆　燃烧脂肪，生成酮体

去除糖质，酮体的合成量会上升

身体脂肪被用作能源
而不断分解

肥美的牛排也可以
毫无顾虑地吃！

　　刚开始减糖的时候，酮体的合成量会急剧增加，跳到基准值的约 10 ~ 30 倍。这是自然的生理现象，所以不必担心。

　　大量产生的酮体会在大脑、心肌、肌肉、内脏等的体细胞中被当作优质能源。一开始生成的量很多，所以身体不能全部用完。那些没被使用的酮体就会随着尿液或者呼出的气排出体外。这对于减肥的人来说是个好消息，但实际上，这些排出的能量与肝脏的糖新生运动等消耗的能量相比是极少的。

　　像这样**采用糖质控制饮食法，身体脂肪就会被用作能源而不断分解**。如果转换成脂肪容易燃烧的身体，就可以毫无顾虑地摄入脂肪，应该也能吃脂肪含量很高的牛排了吧。

**重点**

·不易燃烧脂肪的身体，不擅于利用脂肪酸。

·去除糖质后"酮体"的合成量增加，体内脂肪被分解。

·酮体在所有体细胞中都是优质的能源。

### 减糖后头脑也能工作

## 不只是葡萄糖，酮体也能被大脑利用！

**酮体对身体来说是非常容易利用的能源**。虽然其由脂肪制成，但即使用不完也不会变回脂肪。酮体的惊人之处并不只是这些。实际上，**酮体就像前面所说的那样，对大脑来说也是能源**，很多医生甚至都不知道这一点。"欸？大脑能利用的只有葡萄糖吧？"也有人会这么想吧，但大脑确实不仅仅利用葡萄糖，也能使用酮体。

虽然血流会进入大脑，但并不是什么都能通过。因为有害物质进入后会很麻烦，所以大脑设置了防止这些物质侵入的"关卡"。这个关卡在专业用语中叫作"血脑屏障"。

葡萄糖可以通过这个关卡，但是脂肪酸不能通过。并不是说脂肪酸有害，而是分子太大了。这是产生**"大脑的能源只有葡萄糖"这种误解**的原因。

这个误解也表明了糖质会成为三大营养素之一的理由。然而，人类能稳定摄入糖质只是从1万年前开始的。在那之前，因为饥饿是家常便饭，所以仅仅靠葡萄糖应该是无法维持生存的。

回到酮体的话题上来。酮体的分子比脂肪酸小，所以能够顺畅地通过"血脑屏障"，并且作为大脑的能源被高效率地使用。**如果继续采用减糖健康法，身体就能很好地使用酮体**。对大脑来说，在葡萄糖的基础上又加上了酮体这个能源，其机能会变得更好。

### 重点

· 大脑的能源不仅仅是葡萄糖。

· 酮体即使用不完也不会恢复成脂肪，在大脑中也能被高效地利用。

## 胰岛素的机理

# 糖质会导致10 ~ 30倍的
# 肥胖激素（胰岛素）分泌

我们体内存在着各种各样的激素，它们发挥着各自的作用。其中之一就是胰岛素。**胰岛素的主要作用是将血糖转为能源，供各种各样的肌肉细胞吸收并使用。**分泌这种胰岛素的是胰脏，被称为"朗格尔汉斯氏岛"的胰脏的一部分24小时不停地在分泌胰岛素。这叫作"基础分泌"。通常基础分泌的分泌量很少，但是也**有机会分泌10 ~ 30倍的胰岛素**，那就是在"**吃含有大量糖质的食物**"时。

另一方面，胰岛素也有降低血糖的作用，在血糖值急剧升高的时候让血糖恢复正常状态。因此，**摄入大量的糖质后，血液中的葡萄糖增加，就会立即大量分泌胰岛素**。这种大量分泌叫作"追加分泌"。

那么，胰岛素是如何降低血糖值的呢？胰岛素首先要促进肌肉细胞摄入大量的血糖。血糖作为能源被肌肉利用后，储存为"糖原"。另外，胰岛素在肝脏中也会把血糖变成糖原来储存。糖原能够储藏的量是有限的，并不能无限储藏。超过那个储藏量会怎么样呢？

无处可去的血糖会通过胰岛素被脂肪细胞吸收，变成中性脂肪，从而成为体脂肪。也就是说，**如果大量分泌胰岛素，没有被消耗的血糖就会变成体脂肪积累起来，从而使人变胖**。

然而，胰岛素原本就是支撑生命的重要系统，如果不分泌胰岛素，体内就会持续高血糖状态。那么，高血糖为什么会对健康不好呢？只是血糖高，不会有什么自觉症状，但如果放任不管，会有很大的陷阱在等着你。如果胰岛素作用不足导致糖尿病，高血糖状态持续几年，血管就会硬化变脆，变成伤痕累累的状态，这就是"动脉硬化"。这种动脉硬化会引起视网膜病变、神经障碍、肾病、脑梗死、心肌梗死等糖尿病并发症，以及各种各样的生活习惯病。**糖尿病可以说是全身血管因高血糖而早衰的疾病。**10年、20年、30年的持续高血糖状态，会让分泌胰岛素的胰脏的 β 细胞出现障碍而疲劳不堪。那样，胰脏就不能分泌出胰岛素了，这时就发展为需要注射胰岛素的重症糖尿病。

### ◆ 胰岛素的作用

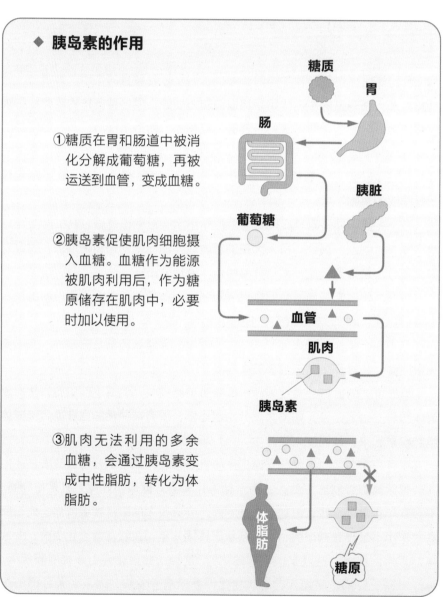

①糖质在胃和肠道中被消化分解成葡萄糖，再被运送到血管，变成血糖。

②胰岛素促使肌肉细胞摄入血糖。血糖作为能源被肌肉利用后，作为糖原储存在肌肉中，必要时加以使用。

③肌肉无法利用的多余血糖，会通过胰岛素变成中性脂肪，转化为体脂肪。

对于还没得糖尿病的人群来说，**为了不让肥胖激素胰岛素大量分泌，除了停止大量摄入会导致糖尿病的糖质，没有别的办法。**正因为如此，减糖对健康来说是重要的课题。

**重点**

·胰岛素有降低血糖值的作用。

·无法消耗的血糖通过胰岛素的作用转化为体脂肪。

·如果持续高血糖状态，会导致动脉硬化或生活习惯病。

## 预防饭后高血糖状态！

# 严重伤害血管的血糖飙升的危险性

**糖尿病病人摄入糖质后，餐后血糖值就会急速上升。**这种现象被称为**"餐后高血糖"**。餐前血糖值和餐后血糖值相差较大的高血糖状态被称为**"血糖飙升"**。差值越大，血管就会受到越严重的伤害。没有患糖尿病的正常人，也会发生轻微的血糖飙升，我把它命名为"迷你血糖飙升"。

下一页的图表显示了健康人的血糖值变化。吃肉的时候几乎没有变化，但是**吃白米饭（糖质）1小时内血糖值就会急剧上升**。因为这个急剧的血糖值上升在图表中呈现为锐角状的山峰，最高点被命名为"尖峰"。血糖值在摄入糖质约1小时后到达尖峰，之后会下降，但是在下降的时候若再次摄入糖质，则又会急剧上升。**这座"山"在一天之内每次出现都会对血管造成负**

担。让这座"山"的曲线幅度变得舒缓是保持健康的重点。**在吃白面包和白米饭等精制碳水化合物时会特别容易产生"迷你血糖飙升"。**糙米饭消化比较慢，很难产生"迷你血糖飙升"。因此，应尽量避免精制碳水化合物。

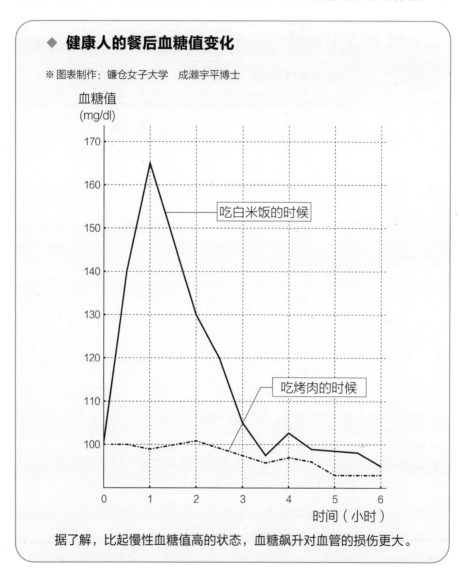

◆ **健康人的餐后血糖值变化**

※图表制作：镰仓女子大学　成濑宇平博士

血糖值
（mg/dl）

吃白米饭的时候

吃烤肉的时候

时间（小时）

据了解，比起慢性血糖值高的状态，血糖飙升对血管的损伤更大。

　　为什么餐后血糖值上升是可怕的呢？首先，它会导致性命攸关的动脉硬化。高血糖会引起血管内皮的炎症，产生伤口。这个伤口上附着的胆固醇虽然可以修复伤口，但是如果反复修复，血管壁就会变厚、变硬、变狭窄。结果就是出现动脉硬化。动脉硬化持续发展下去，血流就会凝滞，形成血栓，血栓就会堵塞血管。心脏血管堵塞会引起心肌梗死，脑血管堵塞会引起脑梗死。

动脉硬化并不是马上就会发生。在10年、30年餐后持续高血糖的过程中，其风险会渐渐提高。即使不会马上发生动脉硬化，发展到动脉硬化的过程中也会产生各种各样的不良影响。

**为了降低血糖值，胰脏的 β 细胞每天都要重复大量分泌胰岛素的过程，因而会日益疲惫。**最终，β 细胞会损坏，不能分泌胰岛素（**胰岛素分泌能力低下**）。而且，由于长年的肥胖激素的分泌而患上代谢综合征或肥胖症的话，胰岛素的效果也会变弱（产生**胰岛素抵抗**）。

胰岛素分泌能力低下和胰岛素抵抗相结合会引发糖尿病。日本人患糖尿病的主要原因是胰岛素分泌能力低下，胰岛素抵抗是次要原因。日本人糖尿病发病时的平均BMI（肥胖指数）为24，距离肥胖仅一步之遥。欧美人患糖尿病的主要原因是胰岛素抵抗，胰岛素分泌能力低下则是次要原因，发病时的平均BMI是32，处于超级肥胖阶段。

即便同样是2型糖尿病，日本人和欧美人也不一样。

## 重点

· 如何舒缓餐后血糖值的上下浮动是保持健康的关键。

· 高血糖会导致动脉硬化。

· 胰岛素的"分泌能力"降低会导致糖尿病。

## 让工作过度的脏器休息

# 糖质不进入体内，胰脏就会恢复健康！

如果长达十几年过着每餐都持续摄入糖质并反复分泌大量胰岛素的饮食生活，胰脏就会疲劳。**这样胰岛素的分泌量会下降，分泌时机也会延迟**。这被称为**"胰岛素分泌能力低下"**。从这个阶段开始，餐后开始出现持续的高血糖状态，成为糖尿病患者大部队的预备军。

在高血糖持续的状态下，如果再加上肥胖，胰岛素的效果就会减弱。这被称为**"胰岛素抵抗"**。糖尿病的高血糖是胰岛素分泌能力低下和胰岛素抵抗两种症状结合而引起的。

**一旦达到180mg/dl以上的高血糖状态，肌肉细胞和脂肪细胞就不能很好地吸收血糖，胰岛素的抵抗性就会增大**。而且高血糖本身会伤害胰脏的 β 细胞，使胰岛素分泌能力下降。这样就造成了**由高血糖引起下一个高血糖的状态**。这种恶性循环就被称为**"糖毒"**。如果不在某个地方切断糖毒的恶性循环，就无法控制血糖值。

为了不产生这样的恶性循环而进行的减糖是有效的方法。胰岛素分泌能力低下的原因是胰脏疲劳。**如果不摄入糖质，就几乎没有必要大量分泌胰岛素**，这样胰脏就可以休息，然后就得以恢复精力继续工作。

**重点**

· 持续十几年大量分泌胰岛素，胰脏会很累。

· 胰岛素分泌能力下降会导致高血糖进一步招致高血糖状态的恶性循环。

· 减糖是切断"糖毒"恶性循环的有效方法。

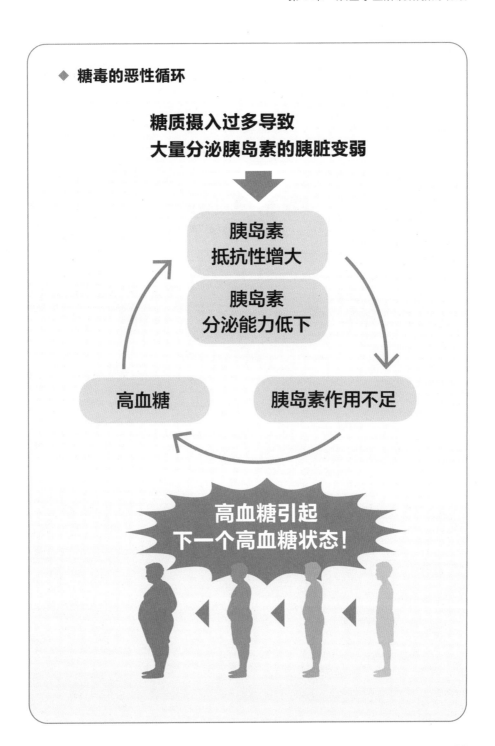

◆ **糖毒的恶性循环**

**糖质摄入过多导致**
**大量分泌胰岛素的胰脏变弱**

**胰岛素**
**抵抗性增大**

**胰岛素**
**分泌能力低下**

**高血糖**

**胰岛素作用不足**

**高血糖引起**
**下一个高血糖状态！**

◆ **减糖能消减糖毒**

高血糖状态是
胰脏疲劳的状态

减糖后，就没有必要
分泌胰岛素了

**胰脏恢复健康！**

减糖让胰脏
得到休息

## 代谢综合征为什么可怕？

# 只能切减糖质！

我想大家都听过"新陈代谢症候群"这个词。那么，谁能解释下这是什么意思呢？

所谓**代谢综合征，是指以腹部内脏脂肪堆积型的肥胖为基础，高血糖、高血压、脂质异常症等病态重叠的状态**。这些病症会互相关联恶化，和糖尿病的关联性高也是其特征之一。

内脏脂肪是指肠周围堆积的脂肪。脂肪对人的身体来说是主要能源，不过，**内脏脂肪除了提供能量，也会释放出提高血压的激素和降低胰岛素效果的激素**，结果就会导致动脉硬化，这是糖尿病等各种生活习惯病的诱因。

得了糖尿病后，持续保持高血糖状态的话，不久就会出现各种各样的疾病。这些病症被称为"糖尿病并发症"。其中直接关系到生命的是"大血管病"。由于动脉硬化，粗血管变窄，在围绕心脏的冠状动脉中发生的并发症有心绞痛和心肌梗死，脑血管发生的疾病则有脑梗死和脑出血。另外，如果腿部的动脉变得狭窄或堵塞，步行也会变得困难。这些不仅仅是高血糖状态导致的，高血压和高脂血症，还有直接引起动脉硬化的吸烟也是诱因。

糖尿病特有的并发症有毛细血管阻塞引起的"毛细血管症"。特别需要注意的是，**糖尿病神经障碍、糖尿病视网膜病变、糖尿病肾病被称为"三大并发症"**。糖尿病神经障碍患者最初可以感觉到疼痛，进一步发展的话感觉就会消失，变得很难注意到外伤。糖尿病视网膜病变最坏的情况是失明。另外，糖尿病肾病恶化会导致肾功能衰竭，从而必须进行人工透析。这样的并发症是逐步发展出来的。要想阻止这种发展，只能限制糖质摄入。如果处在并发症初期，减糖健康法可以帮助身体恢复正常。

◆ **代谢综合征和并发症**

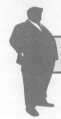

**腹部内脏脂肪堆积型肥胖**

**高血糖、高血压、脂质异常症**

**新陈代谢症候群**

随着动脉硬化的加剧，出现了以糖尿病为首的各种各样的生活习惯病

◆ **糖尿病的三大并发症**

**三大并发症**

①**糖尿病神经损伤**　进一步发展会导致神经麻痹

②**糖尿病视网膜病变**　甚至会导致失明！

③**糖尿病肾病**　转成重度后需要人工透析

**想要阻止糖尿病并发症的发展，只有减糖这一个办法！**

**重点**

·代谢综合征和糖尿病有很高的关联性。

·如果高血糖状态持续下去，血管会受到伤害，会产生
各种各样的病态。

·糖尿病特有的三大并发症一旦恶化，就会变成严重的
事态。

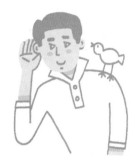

# 减糖有助于
# 预防欧美型癌症

　　减糖健康法对预防癌症也有帮助，确切说是"欧美型"癌症。

　　癌症大致分为"亚洲型"和"欧美型"。"亚洲型"的主要原因是细菌和病毒感染，比如胃癌、肝癌、宫颈癌等。"欧美型"是以生活习惯为原因的癌症，吸烟和不良的饮食生活影响很大，肺癌、大肠癌、乳腺癌、前列腺癌等都属于此类。研究结果表明，"欧美型"癌症，或是在胰岛素值和血糖值高的情况下易发，或是在肥胖的情况下易发。也就是说，可以期待通过减糖来预防"欧美型"癌症。

　　然而，吸烟的人就连减糖健康法也救不了。吸烟会促进动脉硬化，增加患上肺癌等病的风险。我对糖尿病病人喝适量的蒸馏酒和辣味葡萄酒持宽容态度，但是对吸烟很严格。

# 第4章

· · · · · · · · · · · · ·

# 知道就能获益的
# 小技巧

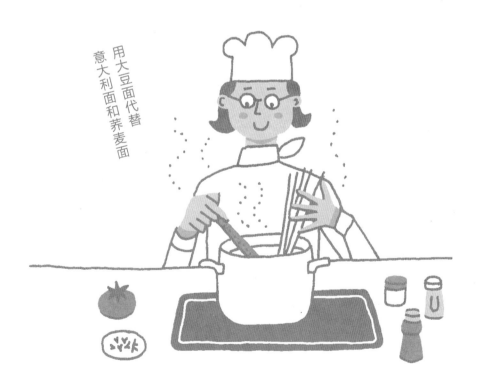

用大豆面代替
意大利面和荞麦面

主食的技巧①

# 把米饭换成豆腐的王道技巧

长年保持吃主食习惯的人，如果不吃米饭心理上就无法平静下来，可以"把米饭换成豆腐"。其实，**只要用"白色的食物"来代替米饭，心理上就能接受**。豆腐含有优质的蛋白质和脂肪，钙和维生素E等物质的含量也很丰富。**把米饭换成冷豆腐或汤豆腐，就能减少很多糖质的摄入**。

并且由于豆腐味道清淡，可以用它做各种各样的料理。也可以用豆腐来做豆腐炒饭哦。把豆腐当作代替米饭或比萨饼的材料使用时，可以使用切碎的木棉豆腐来做"豆腐炒饭"，制作方法是将肉末和蔬菜一起控干水分，和捣成碎末的豆腐一起翻炒。想再稍微干净利落一点的话，就把控干水分的豆腐放进平底锅翻炒之后再使用吧。用清淡的酱油来调味，味道会很香。

想要来点硬货就吃**"豆腐猪排盖饭"**。也是把控干水的豆腐捣碎，然后盛在大碗里，在上面放上炸猪排就完成了。需要注意的是，**炸猪排的面衣里含有很多糖质**。在家里做可以把裹在外面的面包粉换成去皮之后的冻豆腐粉，这样可以进一步减少糖质。

豆腐在西式菜单上也很活跃，比如**"豆腐比萨"**。把豆腐切成1厘米厚的片状，烤到酥脆为止。然后在上面放上做比萨用的酱汁、培根和奶酪，再烤一下就完成了，口感松脆。不做成比萨，而是在煎得酥脆的豆腐上放上奶酪和纳豆也可以。**豆腐和纳豆很相配，耐饿度也很好**。纳豆本身也有很好的营养，可以单独食用。

**重点**

· 豆腐可以代替主食。

· 豆腐也可以做成西式风格。

**主食的技巧②**

# 用大豆粉代替小麦粉，制作意大利面和曲奇

大豆粉基本上是将大豆直接粉碎后干燥而成的粉末。

**可以使用大豆粉来制作糖质含量低的曲奇等零食。**只是与小麦粉相比，大豆粉具有油脂多、不易膨胀的特点，因而用它手工制作面包可能会有点困难。现在的便利店也有使用大豆粉制作的点心。

顺便说一下，黄豆面也是由大豆制成的，但是**黄豆面从去除糖质的角度来看是需要注意的**。黄豆面是用炒过的大豆粉做成的食品，由于加热了，所以黄豆面的糖质比例增大了。这就和水果烘干水分后糖质比例增大是一个道理。少量食用是没关系的，但是每天喝黄豆面制作的饮料，就不如喝糖质比例不变的豆浆。

大豆粉在料理中也很重要。可以作为油炸食品的面衣使用，也可以用来做**"大豆意大利面"**。这种食物会受到喜欢拉面、乌冬面、荞麦面、意大利面等面食的人的强烈青睐。**非常想念面条的时候，就换成这种大豆意大利面，这样也可以在料理方面增加很多变化感。**

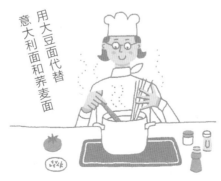

用大豆面代替意大利面和荞麦面

▲减糖后，可以发掘出各种新食材。

**重点**

·使用大豆粉，就可以吃糖质含量少的零食和面食了。

·注意，黄豆面由于其制作方法，所含糖质的比例会增大。

## 主食的技巧③

# 白菜和豆芽是
# 可以代替面条的蔬菜

白菜和豆芽也可以作为面条的替代品使用。白菜切成细条就会有意大利面的感觉了。加上各种意大利面酱，便可以享受到只有用白菜才具有的清淡口感。

如果用平底锅炒，就选择橄榄油吧。橄榄油是地中海料理使用的油，是对身体很温和的油。

**每100克白菜的糖质量只有1.9克，可以放心食用。**另外，维生素类、矿物质、膳食纤维等营养成分也均衡地包含在白菜中。

豆芽菜则因为看起来很细，所以直接放进汤里就成了面条的替代品。豆芽菜的糖质量：每100克绿豆豆芽含有1.3克。通常的饮食中，豆芽的使用量是40克左右，所以糖质总量会一下子减少很多。**100克大豆豆芽中则不含有任何糖质。**

反过来看，即使食用比平时多一倍的豆芽，也可以达到减糖目的，而且容易产生饱腹感。营养方面，豆芽还含有蛋白质、维生素、矿物质、膳食纤维，所以希望大家能充分利用它。豆芽菜还可以当作饭来吃。例如，撒上肉末就是"豆芽肉末盖饭"。脆脆的口感也是豆芽菜的魅力之一。

**除了白菜和豆芽菜，魔芋也可以作为面条使用。**市面上有将魔芋加工成细长的意大利面状的"魔芋意大利面"，在超市看到请一定买一份试试，当作香辣意大利面来吃很好吃哦。**魔芋还有调整肠道的作用，对预防生活习惯病也有帮助。**

**重点**

·白菜切成细条，会有意大利面的感觉。

·豆芽菜也可以当作米饭做成盖饭。

## 主食的技巧④

# 面包爱好者的好消息！
# 小麦麸皮粉是低糖质！

很多家庭早饭都吃面包。食用方便是面包的好处。其中，长面包可以说是生活必需品。虽说如此，**一般的面包都是用精制小麦粉制作的，所以在减糖饮食中应该避免食用。**喜欢吃面包的人可能会对此感到不满。不过，现在市面上有用**小麦麸皮粉做成的美味低糖面包。**

小麦麸皮是指精加工前的小麦的皮。用米来说明，就相当于米糠的部分。小麦麸皮里含有丰富的膳食纤维、铁、钙、镁等营养成分，精加工后麸皮会被除去。

为什么要扔掉富含营养成分的麸皮呢？因为味道不好。有苦味或是口感干巴巴的，从食品角度讲都是有问题的。随着人们对减糖关注度的提高，用麸皮粉制成的面包种类也在增加，有长面包，也有小圆面包。

它们的吃法和普通的面包一样，如果是长面包，做成烤面包也没关系。夹火腿和奶酪做成三明治也是可以的。

这里需要注意的是，不要涂果酱和柑橘酱之类的。**即使再怎么用麸皮粉面包来限制糖质，涂上甜果酱也是白费功夫。**

除了这种麸皮粉面包，还有**以大豆为原料的面包**。大豆面包有菠萝包和肉桂面包，非常适合作点心。另外，以前就有使用不去除麸皮的小麦粉做成的全麦面包，但因为里面糖质含量高，所以不推荐，但是比起用白小麦做的面包稍微好一点。

**重点**

· 小麦麸皮面包营养丰富、糖质量低。
· 推荐味道多样的大豆面包。

## 水果的技巧

# 糖质含量少的牛油果是优等水果

水果中含有的糖质主要是果糖。果糖因为不太会造成血糖值的升高，所以几乎不会导致胰岛素的分泌。

如果认为"这样正好既可以去除糖质，也能吃甜食！"就错了。果糖一进入体内就会马上变成中性脂肪，因此**吃很多水果容易发胖**。虽说如此，很多水果中所含水分的比例也很大，如果只是把苹果、草莓等作为饭后甜点少量生吃，就没必要太在意了。总之，不大量摄入就可以了。

在这一类水果中也有例外，那就是牛油果。牛油果的糖质含量竟然是**每1/2个（约80克）0.7克**。请和其他水果比较一下吧：5颗草莓的糖质量是5.3克，一个桃子的糖质量是15.1克。**至于香蕉，一根的含糖量是21.4克。**这样应该就能知道牛油果是多么可靠的存在了吧。顺便一提，每100克洋葱含有7.2克的糖质，每150克西红柿含有5.6克的糖质，所以即使和蔬菜相比，牛油果也是非常令人满意的食材。

**牛油果可以用于各种料理。**以前出版的糖质控制饮食的食谱集中收录的"牛油果纳豆生菜包"（参照第107页）曾大受好评。在切成1厘米小块的牛油果上淋上柠檬汁，放入大碗中。加入纳豆，用柚子胡椒调味汁搅拌。再摆在莴苣上，放上西红柿就完成了。另外，"牛油果、和布芜裙带菜和金枪鱼姜汁拌"也受到好评。将切成碎末的牛油果捣烂后加进和布芜裙带菜，用姜和橙醋来调味，浇在金枪鱼上即可。这道菜和浇山药汁的金枪鱼相似，口感独特，风味宜人。

**重点**

· 注意，果糖进入体内后会马上变成中性脂肪。
· 牛油果即使和蔬菜相比含糖质也较少，可以用于各种料理。

## 小菜的技巧①

# 消除饥饿感的饱腹感提升法

如果采用糖质控制饮食法，很多人会觉得没有吃饭，吃不饱。这正是碳水化合物依存症的症状。如果因为减糖体质发生变化，想吃很多的欲望本身就会消失。

在体质发生变化之前，必须要继续保持减糖。为度过这个艰难的时期，可以**在主菜里加上鸡蛋、海鲜罐头、乳制品等来增加饱腹感**。只需添加这些就能制造出有"硬货感"的菜品，消除饥饿感。

除了提升菜品的分量，还可以通过**增加菜品的数量来获得视觉上的满足感**。随着小菜的增加，餐桌会变得热闹起来，也能获取更多的营养。对于喜欢烹饪的人来说，能感受到烹饪的乐趣，以及思考新食谱的快乐。随着小菜增加，餐费也会增加，所以也要在这方面下点功夫。比如说，**比起牛肉，更推荐猪肉和鸡肉**，因为这些要更便宜也更健康。**叶子菜也比较便宜，而且可以补充维生素等营养素。**

增加菜品数量来让
餐桌更加丰富！

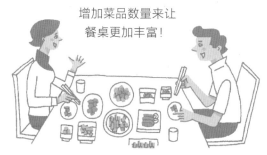

▲只要下功夫，餐桌就会变得更有乐趣、更健康。

一直自己做饭，或者让家人做饭是很难做到的，所以**适度的外食也没关系**。即使在外面吃饭也能践行减糖法，这也是减糖法的魅力所在。在外就餐的技巧会在第5章中叙述。

**重点**

·即使想吃米饭，在体质切换之前也要忍耐！

·要想办法用糖质以外的食材来活跃餐桌。

## 小菜的技巧②

# 掌握食品成分标签的读法

**糖质控制饮食中，每吃一餐，糖质摄入设定在20克以内。**这是以糖尿病患者为对象建立的数值，**对健康的人稍微宽松一点，以30～40克为目标就可以了。**

那么，食品中的糖质含量该怎么计算呢？**请仔细观察一下食品的成分表。**表的内容项目有能量、糖质、脂肪、蛋白质等。通过这个成分表来判断一顿饭摄入的糖质量就可以了。现在便利店的食品上也开始标注成分了，所以如果理解意思，在很多地方都能用到。如果表上写着"碳水化合物"，请以"糖质＝碳水化合物－膳食纤维"来考虑。

另一方面，需要注意食品包装上和"糖质"相关的词。**"零糖质"可以直接按照字面意思理解，但是"零糖类"的写法需要注意。**

日本的法律规定"糖类"只指单糖和二糖类，而"糖质"则包含单糖类、二糖类、多糖类、糖醇、人工甜味剂这五种——顺便说一下，单糖类是葡萄糖和果糖等，二糖类是蔗糖（砂糖的主要成分）和乳糖等，多糖类是淀粉等。也就是说，即使商品中含有糖醇和多糖类，法律上也可以写成"零糖类"。因此，**即使标记为"零糖类"，也不是"零糖质"。**这很容易混淆。

## ◆ 食品营养成分表的读法

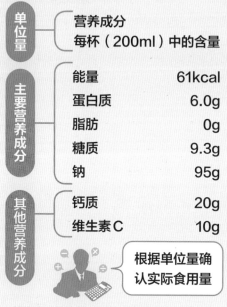

| 单位量 | 营养成分 每杯（200ml）中的含量 | |
|---|---|---|
| **主要营养成分** | 能量 | 61kcal |
| | 蛋白质 | 6.0g |
| | 脂肪 | 0g |
| | 糖质 | 9.3g |
| | 钠 | 95g |
| **其他营养成分** | 钙质 | 20g |
| | 维生素C | 10g |

根据单位量确认实际食用量

正常情况下每顿饭摄入的标准糖质量是30～40g！

## ◆ "糖类"和"糖质"的分类

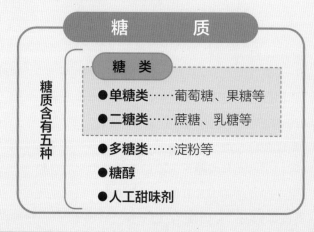

糖　　　质

糖质含有五种

糖　类

- ●单糖类……葡萄糖、果糖等
- ●二糖类……蔗糖、乳糖等
- ●多糖类……淀粉等
- ●糖醇
- ●人工甜味剂

更需要注意的是"糖分"这个词。这个词在法律上没有做规定，因此多被制造商自由定义。**"零糖分"**不等于**"零糖质"**，但**"无糖"**和**"零糖质"**基本相同。

**重点**

·通过食品成分表来判减糖质的量。

·表中的**"碳水化合物"**，可以以**"糖质＝碳水化合物−膳食纤维"**来考虑。

·"糖类"不等于"糖质"！

### 小菜的技巧③

# 海藻可以用来填饱肚子！但是海带要注意

**海藻类富含维生素和矿物质，在均衡营养方面也可以说是非常重要的食材。**特别是裙带菜富含钙、镁等矿物质成分，还富含维生素B2、维生素A，所以要积极食用。根据《日本食品标准成分表 2015 年版（第七次修订）》，100克小片裙带菜中含有碳水化合物41.8克，其中膳食纤维35.6克。因为"糖质＝碳水化合物−膳食纤维"，所以100克裙带菜中含糖质6.2克。如果是市场上卖的小片裙带菜（约16克），糖质含量不过0.992克，所以是减糖饮食允许的食材。更不用说其富含膳食纤维，还有调整肠内环境的作用。近几年有了以裙带菜为原料的"裙带菜面"这种商品，推荐给喜欢面食的人尝试。

另外，**琼脂条也含有丰富的膳食纤维，有增加饱腹感的效果，所以想增加饭菜分量时可使用**。顺便说一下，琼脂的成分是100克寒天中含有1.5克碳水化合物，其中膳食纤维1.5克，所以琼脂的碳水化合物全部都是膳食纤维，因此食用它血糖值不会上升，请放心食用。

而从减糖的观点来看，海藻类中的海带目植物是需要注意的。100克罗臼昆布[1]干中实际上含有30.8克的糖质。**海藻类中只有海带等海带目类是明显的高糖质食物。**

以前在高雄医院实验过糖质控制饮食的人中有很难改善肥胖倾向的人。我询问他本人吃些什么，他说他在做海带减肥法。海带真是可怕啊。顺便说一下，海带汤里几乎不含糖质。以谷物为原料的玄米茶和荞麦茶也几乎不含卡路里，道理是一样的。喝了海带汤之后不要吃掉海带就可以了。

**重点**

·海藻类和琼脂所含的膳食纤维丰富，糖质也少。
·海带等海带目类海藻含有很多糖质，但是做出的汤汁食用是没有问题的。

---

[1] 与海带均属于海带目，只是二者在种属一级不同，海带属海带科，昆布属翅藻科。——编注

**小菜的技巧④**

## 用鱼罐头来增加菜肴分量和钙含量

**增加菜肴分量的方法之一就是加鱼罐头。**鲑鱼罐头、金枪鱼罐头等，直接打开就能食用，一点也不费事，没道理不好好利用。

例如"奶油鲑鱼鸡肉丸子汤"（参照第108页）。奶油煮鸡肉丸子本身就是一道美味的料理，只需要把鲑鱼罐头里的鲑鱼倒在上面，就可以大大增加菜肴分量，还可以增加钙质。

如果使用金枪鱼罐头，可以做成金枪鱼沙拉。把鲜奶油和蛋黄酱、少许盐混合，和金枪鱼一起搅拌就可以了。浇在卷心菜上会很好吃哦。

同样使用金枪鱼罐头的"韭菜拌金枪鱼"也广受好评。将切成长3厘米左右的韭菜快速煮一下，再和金枪鱼混合在一起。盛到容器里后，用酱油和鲣鱼花来调味。这不仅增加了菜肴分量，更丰富了菜色。也可以作下酒小菜哦。

实际上，鱼罐头种类有很多，包括鲑鱼、金枪鱼、鲣鱼、沙丁鱼、秋刀鱼、青花鱼等主要食用鱼罐头。口味有水浸、油浸、五香、烧烤、蒲烧、特色口味等，种类十分丰富。只是，**蒲烧等使用的是甜的调味汁，所以要注意**。推荐没有味道的水浸和油浸口味。

在第2章中，我们了解了**二十碳五烯酸和二十二碳六烯酸**等对身体好的油脂。这类油脂在鱼类中含量很高，**即使加工成罐头营养也不会丢失**。倒不如说，要想高效率地摄入这些油脂，吃罐头比较好。另外，鱼类做成罐头后食用，人体还可以顺利地吸收钙质，因为鱼骨呈酥软状，可以整个吃掉。

> **重点**
>
> ·鱼罐头推荐没有味道的水浸和油浸口味。
> ·即使加工成罐头，也不会丢失对身体有益的油脂二十碳五烯酸和二十二碳六烯酸。

## 小菜的技巧⑤

# 用生奶油和酸奶
# 来代替牛奶

牛奶给人一种健康饮料的印象，但实际上含有糖质。一般每100克牛奶含有4.8克糖质。低脂牛奶会上升到5.5克。大概**喝一杯牛奶（200毫升）要摄入近10克的糖质**。另一方面，牛奶含有优质的蛋白质、脂肪和钙。"虽然营养丰富，但是会在意糖质……"对于减糖健康法的实践者来说，牛奶真是让人苦恼的存在，但其实只要少量饮用就可以了。

还有更简单的解决方法，就是**使用纯酸奶和鲜奶油等乳制品**。比起牛奶，这些食品中的糖质少很多。

例如，**每100克鲜奶油含约3克糖质。每100克纯酸奶里虽然要多出4.9克糖质**，但好在使用量少。

我来具体介绍一些料理，比如最后一道工序要用上鲜奶油的"鸡肉豆腐丸子豆乳炖菜"（参照第109页）。做这道菜**通常需要用小麦粉、牛奶和黄油来做白色的调味奶汁，但是糖质含量太高了，所以选择了豆乳汁**。最后一步使用鲜奶油，味道会更醇厚，也会更好吃。

想用纯酸奶做料理的时候，可以使用酸奶酱来做各种菜肴。制作方法也很简单。材料是原味酸奶50克、蒜泥3克、橄榄油6克、盐1克。把这些材料混合在一起，做成香味让人印象深刻的酱汁。当然这个酱汁也可用于煎猪肉、烤鸡、烤鱼、法式黄油烤鱼、日式煎汉堡肉等。

## 重点

· 牛奶虽然糖质含量高，但因富含其他营养成分，可以少量饮用。

· 比起牛奶，更希望大家利用鲜奶油和纯酸奶做料理。

## 小菜的技巧⑥

# 在面衣上下功夫，油炸食物也可以！

做天妇罗、炸鸡等油炸食物时，会将含有糖质的小麦粉、片栗粉、面包粉等用于面衣制作。因此，里面油炸的食材暂且不说，我建议**先吃1～2个带面衣的，剩下的面衣只吃一半**。

但是，吃剥去面衣的天妇罗等油炸食物也许会有些单调吧。那就用**豆渣粉和大豆粉**来做面衣吧。

一般来说，鸡肉和猪肉的炸肉块上会沾满小麦粉或片栗粉，现在，将其用豆渣粉来代替。在切成一口大小的肉上撒上盐和胡椒，再均匀地撒上豆渣粉，然后将其炸到酥脆。实际上做法很简单，炸出来的风味也很出众。

这个豆渣粉正如文字所示，是以豆渣为原料制成的。豆渣是用大豆榨取豆浆后剩下的渣滓。虽说是残渣，却有着不可小觑的营养。豆渣富含膳食纤维、钙以及蛋白质。

**比起豆渣粉，营养价值更高的食品是**把大豆整个研磨而成的大豆粉。大豆粉同样可以代替小麦粉和片栗粉使用，所以可以把它用在油炸食物的面衣制作上。用豆渣粉和大豆粉的时候，需要把搅开的鸡蛋液和粉混合做面衣。将鸡蛋液和粉充分融合制成面衣来炸，可以做出更有分量的油炸食物。

**大豆**和糖质控制饮食法中经常使用到的黄油和橄榄油也很相配，对于实行减糖健康法的人来说是必备品。另外，大豆中含有的"大豆异黄酮"在最近的研究中也显示出有助于治疗更年期症状。请一定要告诉家人哦。

**重点**

· 做油炸食物时要加入营养价值高的豆渣粉和大豆粉。
· 大豆是减糖健康法的必需品。

## 小菜的技巧⑦

# 用奶酪和鸡蛋来增加菜肴分量

**作为能增加菜肴分量的食品，奶酪和鸡蛋也是可靠的选择。**奶酪是乳制品，但是和牛奶相比，糖质量较少。前面已经提到，它是值得推荐的零食。

关于用奶酪来增加菜肴分量的例子，我想介绍一下以前出版的糖质控制食谱书中大受好评的"鸡肉奶酪烧"（参照第110页）。选取鸡腿肉，加入烧酒、酱油、零卡路里的甜味剂调味。将鸡腿肉在200摄氏度的烤箱里烤10分钟左右。然后放上切片奶酪，再烤1分钟。之后涂上打散的蛋黄，用烤箱的余热烘干就完成了。鸡肉本身味道清淡，像这样放上奶酪味道会变得很浓厚，因此食用的满足感也会增大。

**鸡蛋是很多料理中都能使用的优质食材**，被称为"完美营养食品"。鸡蛋富含蛋白质、维生素、铁、钙等物质，膳食纤维以外的营养素全部备齐。**糖质方面，一个鸡蛋也只含有0.2克。**

比如，在猪肉汤里加上鸡蛋，分量就会大很多。如果是做猪肉酱汤，最后打入鸡蛋，盖上盖子，焖到半熟就做好了。

另外，预先制作甜酱油腌鸡蛋也很方便。将煮熟的鸡蛋剥壳，和酱油、零卡路里的甜味剂一起放入食品用塑料袋里静置2~3小时即可。直接吃也可以，切成圆片加上烤香菇，就成了下酒菜。甜酱油腌鸡蛋在冰箱里可以保存4~5天。

也有把奶酪和鸡蛋组合起来食用的。只要在煎鸡蛋上放上切片奶酪，就能简单地增加菜肴分量。

**重点**

·奶酪和牛奶相比糖质量少，推荐作为零食食用。

·营养价值高、糖质含量低的鸡蛋一定要好好利用。

## 汤类的技巧

# 配料丰富的汤类或火锅，能提升满足感和饱腹感

汤类除了可以使用蔬菜、蘑菇和海藻类作为食材，加入肉和鱼等也很好吃。**如果能充分利用配料丰富的汤，饭桌也会变得充满乐趣。** 汤有很多种类，光一个味噌汤就有丰富的变化形式。要想实现饱腹感，最简单的办法就是多加配料。

**同样的意义上，火锅也是个宝。** 我也经常吃火锅，什锦火锅、海鲜锅、汤豆腐、猪肉火锅等各种各样的火锅换着样享受更好。然而，吃完火锅后吃米饭和杂烩粥是不行的。

另一方面，**咖喱也有必要引起注意。市面上卖的咖喱酱料里普遍含有3成小麦粉。** 速食咖喱块中糖质含量也比较多，1人份含有约20～30克糖质。而且**作为咖喱配料的土豆和胡萝卜等根茎类蔬菜也是糖质含量多的蔬菜。** 所以，如果使用市场上卖的咖喱酱料，做出的食物一般糖质含量都多。如果想吃咖喱，推荐使用真正的咖喱粉自己制作，也不要加入根菜类蔬菜。

**炖菜类也是一样的。** 用鲜奶油自己来炖就可以了。在持续实践糖质控制饮食的人中，似乎有很多人通过这种尝试学会了用真正的香料做料理。

配料丰富的汤
能够增加
满足感和饱腹感。

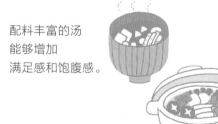

▲吃火锅可以吃到很多蔬菜、肉、豆腐等，所以推荐食用。

**重点**

·各种汤类和火锅可以用来扩展饮食风格！

·市面上卖的酱汁含有很多糖质，最好不要使用。

## 选择调味料的技巧

# 尽量使用去除糖质的
# 酱汁和番茄酱

关于调味料在第 2 章中也提到了，简单复习一下：可以使用**盐、酱油、蛋黄酱**，但是蛋黄酱请选择不加砂糖的。需要注意的是，低脂的蛋黄酱有可能会使用砂糖。

**酱汁和番茄酱大多都会大量使用砂糖，基本上是不能用的。**即使要使用，也要尽量控制用量。料酒和日本清酒一样是酿造酒，所以糖质也会增多。另外，**味噌除了白味噌都可以使用。**"不能使用酱汁和番茄酱很不方便……"一定有很多人这样认为。最近也出现了去除糖质的酱汁和番茄酱，以及去除糖质的御好烧（大阪烧）。

每 100 克去除糖质的番茄酱糖质量约为 5.6 克。而一般情况下，每 100 克番茄酱的糖质量约为 25 克，这样一比，就能知道去除糖质的版本有多大改善了。另外，去除糖质的伍斯特郡酱❶只提取了蔬菜的味道，每 100 克含有的糖质量只有 5 克。

---

❶ 一种英国调味料，呈黑褐色，味道酸甜微辣。——编注

除此之外，还出现了**去除糖质的橙醋和青紫苏调味汁等**。橙醋不仅可以用于和食，也可以用于沙拉和牛排，除了做调味汁还可以作为蘸汁来使用。

如果活用这些调味料，糖质控制饮食也会更加丰富，不管是烹饪还是用餐都会变得更开心。

另外，如果越来越多人使用这种去除糖质的调味料，相关产品就会变得更多。这样，糖质控制饮食也会变得更丰富。希望大家一定要积极地使用起来。

**重点**

·要注意的调味料有酱汁、番茄酱、甜料酒、白味噌。
·如果活用去除糖质的调味料，饮食生活会变得更丰富。

## 选用酒的技巧

# 如何分辨出
# 喝了也没关系的酒

我担任理事长的京都高雄医院里有很多糖尿病患者。看诊的时候，当我对患者说"如果是蒸馏酒可以喝"时，很多人都会探出半个身子激动地问："啊，真的吗？！"

过去，治疗糖尿病的常识是"控制卡路里，禁止饮酒"，所以**对于喜欢喝酒的人来说，糖质控制饮食有着很大的魅力**。

**酒精里的卡路里不会导致肥胖或血糖值上升，因为酒精在体内生成了二**

氧化碳和水，进入尿液被排出了体外。问题是酒精里添加了什么。减糖健康法中不能喝酿造酒的原因是其糖质含量高，因为酿造酒是以糖质多的谷物和水果为原料发酵而成的，所以糖质会残留在酒里。

而蒸馏酒是将发酵后的酿造酒蒸馏而成的，因此糖质几乎消失了。所以，即使是以红薯、小麦、大米等谷物为原料制造的酒，蒸馏后也是无糖质的。

**酿造酒中的例外是辣味葡萄酒，**无论是红的还是白的，糖质都很少，可以放心饮用。甜葡萄酒糖质较多，所以要注意。

用蒸馏酒配制鸡尾酒会兑入果汁，所以不宜饮用。如果要喝，**请选择干马蒂尼这样的使用杜松子酒和辣味葡萄酒制作的鸡尾酒。**鸡尾酒种类很多，一定能找到像干马蒂尼这样令人放心的组合。

**重点**

·酿造酒中残留着糖质。

·蒸馏酒几乎不含糖质，所以喝也没关系。

## 选用下酒菜的技巧

# 糖质控制饮食的食物
# 全部都是下酒菜

喝酒的时候醉意一上来，不知不觉就放松警惕了。平时能够很好地自我管理的人也会说："呀，就今天吧！"然后摄入糖质。**酒喝到怡情的程度就可以了，如果醉到不能控制自己的程度就不好了。**不过在家喝酒的时候也不会醉到那种程度。喝酒主要是在晚饭的时候，如果采用糖质控制饮食，眼前的小菜就都起到了下酒菜的作用。除此之外，还请吃富含蛋白质和脂肪的奶酪和坚果类。另外，**干贝、沙丁鱼干、熏制鸡脯等也可以作为零食来食用。**为了不变成"就今天一天随便吃"的状态，**尽量不要在家里放含有糖质的食物**，因为只要有，人就会不自觉地想伸手。这也需要家人的协助。

在自己家也会有喝很多酒的机会，一般是在朋友聚集的家庭聚会上。这种时候**一定会出现薯片等零食。对这种东西当然不能伸手。**

另外，干巴巴的米果也是这种场合的下酒菜，但那也是以大米和糯米为原料的。花生则属坚果类，所以可以吃。说到米果，仙贝也是不行的，但是现在出现了叫作"烤鱿鱼仙贝"的低糖质的食品。传统的烤鱿鱼是用加入砂糖和甜味剂的调味料腌制后，再涂上淀粉来烤，所以糖质含量很高。不过，这种烤鱿鱼仙贝不使用砂糖和淀粉，蘸上撒了五香粉的蛋黄酱，就会成为很好的下酒菜。

**重点**

· 下酒菜有奶酪、坚果类、糖质少的干货和熏制品。

· 不能吃膨化零食和米果。

**吃法的技巧**

## 预先了解下增加饱腹感的食用顺序吧

　　一旦开始实行减糖健康法，就会感到对饮食不够满意。这是受到了到现在为止的习惯的影响，是主食缺失的寂寞感造成的。

　　这也不过需要数日到数周的忍耐。一旦习惯了控制糖质的饮食，没有主食的饮食就会变得自然。

　　对于最开始的不满足感，若用一句"忍耐"来搪塞也太过敷衍了。在这里，我教给大家一些能让自己感到满足的小诀窍。

　　我想大家一定吃过西餐厅的套餐。请回忆一下，上菜顺序是不是**先上汤，接下来是沙拉，然后是主菜。按照这个顺序吃，饱腹感会逐渐增加。**请把这个顺序应用到糖质控制饮食中来，不满足的感觉应该能用它消除。

　　这个技巧在可选小菜的套餐店里也能使用。喝了味噌汤后吃蔬菜沙拉，再把筷子转向以前当作小菜的鱼和肉上。在咖啡店吃午餐，一般都会有汤和沙拉。家庭餐厅会设置汤吧和沙拉吧，没有理由不好好利用起来吧。另外，好好咀嚼后再吃下去也会带来饱腹感。

　　"低 GI 的食品不会让血糖值急剧上升，所以很难使人体大量分泌胰岛素，因而适合减肥"，这就是低 GI 减肥法的原理。GI 被称为"血糖指数"，用来表示吃含糖质的食品时血糖值的上升率。比如，白米饭的 GI 约为 73，乌冬面的约为 55。虽然有人抱着"乌冬面比米饭的 GI 低，所以可以放心食用"这样的想法，但**血糖值的上升是由摄入的糖质总量决定的**，所以如果吃很多乌冬面就没有意义了。**虽然轮流选取低 GI 的食物来吃，血糖值的上升会稍微缓慢一些，但是要注意被吸收的糖质总量。**

### ◆ 增加饱腹感的食用顺序

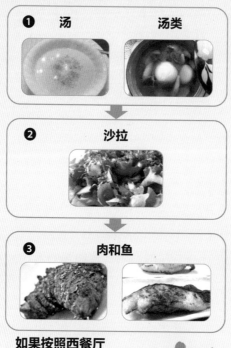

**❶　汤　　　汤类**

**❷　　沙拉**

**❸　　肉和鱼**

如果按照西餐厅
上套餐的顺序来吃，
饱腹感就会增加！

### ◆ 低GI减肥法·低胰岛素减肥法

**①glycemic index（GI）**

是指吃含有糖质的食品时血糖值的上升率

**②低GI减肥法·低胰岛素减肥法**

采用的原理是低GI食品不会急剧提高血糖值，所
以很难大量分泌胰岛素

即使是低GI，也要
注意糖质的总量！

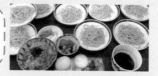

**重点**

·习惯了减糖后，没有主食的饮食会变得很自然。

·按照西餐厅上套餐的顺序来吃会提升饱腹感。

·就算是低GI的食品，如果摄入的糖质总量大就没有意义了。

## 心态上的技巧

# 糖质控制要有"就算进展缓慢也可以"的心态

　　人类是"习惯的动物"。一直以来养成的习惯总是放不下，要养成新习惯是一件很辛苦的事情。

　　读了这本书后，很多人会抱有"好，从今天开始我就要减糖了！"这样兴奋的情绪。然而，如果一开始就飞得太快，过不了一会儿就会失速。为了健康而跑步或去健身房锻炼却半途而废的人不在少数。

　　减糖健康法不仅是可以简单开始的健康法，而且是容易坚持下去的健康法，但是也有人会受挫。想长久践行的诀窍是按照自己的节奏进行。请抱着**"缓慢提升一餐饭中对糖质的限制量就可以"**这样的心态来进行。

　　比如说，刚开始的时候干劲很高，所以每天都会采用"超级糖质控制饮食"，但即便如此也有喘不过气的可能性。所以，在最初的一周里请选择"初级糖质控制饮食"观察一下情况。当然，如果采用"超级糖质控制饮食"不觉得辛苦也可以继续，采用"标准糖质控制饮食"也可以。

在糖质控制饮食中，一餐可以控制到摄入 10 ～ 20 克的糖质，这是以糖尿病患者为基准的数值。如果是健康的人，放缓到 30 ～ 40 克也没关系。习惯了糖质后，去掉糖质会让人感到痛苦，所以偶尔歇口气喝点啤酒，或是吃点意大利面也没关系。

给自己一个"奖励"也不错。实行糖质控制饮食一周后，吃一顿拉面是一种奖励。当然，还是希望能避免暴饮暴食。

**健康法中最重要的是坚持。**形成习惯就好了。请一边花费心思，一边把它变成自己的习惯。

## 重点

· 糖质控制饮食要按照适合自己的节奏进行，这是能长久践行的诀窍。

· 时不时给自己一个"奖赏"，让自己休息一下也不错。

# 牛油果纳豆生菜包

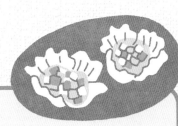

## ●材料（两人份）

| | |
|---|---|
| 牛油果.........大1/2个（100g） | **柚子胡椒❶调味酱** |
| 柠檬汁.........1/3小匙 | 蛋黄酱...............1大勺（12g） |
| 番茄..........1/3个（50g） | 酱油..................1小勺（6g） |
| 纳豆...........1包（40g） | 红柚子胡椒........1/4小勺 |
| 生菜...........40g | |

## ●制作方法

**1** 牛油果除去种子和皮，切成1cm³的小块后洒上柠檬汁。番茄也切成1cm³大小。

**2** 将柚子胡椒调味酱做好。

**3** 将牛油果和纳豆放入大碗中，用调味酱拌好，盛在铺有生菜的容器里，撒上番茄丁。

❶ 用日本柚子的皮、青辣椒和盐制作而成。——译注

# 奶油鲑鱼
# 鸡肉丸子汤

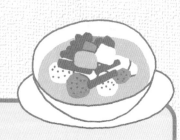

## ●材料（两人份）

水煮鲑鱼罐头 ... 1小罐（80g）

芜菁 ................. 两大个（120g）

芜菁的叶子 ....... 20g

水 ..................... 1杯半

固体汤料 ......... 1/2个

鲜奶油 ............. 1/2杯（100g）

豆腐渣糊 ......... 30g

盐 ..................... 1/6小勺（1g）

白胡椒 ............. 少许

### 鸡肉丸

鸡肉肉末 ............... 150g

鸡蛋 ..................... 1个（50g）

豆腐渣糊 ............... 20g

洋葱（切成碎末）... 40g

盐 ........................ 1/3小勺（2g）

胡椒 ..................... 少许

## ●制作方法

**1** 将制作鸡肉丸的材料放入大碗中充分搅拌，分成10等份后各自揉成团。

**2** 将芜菁的茎稍微留一点，纵向切成6块，芜菁的叶子煮后切成2～3cm长。

**3** 将水和固体汤料放入锅中煮开，将第1步中分好的鸡肉丸焯后取出。

**4** 将芜菁放入剩下的汤中煮至变软。加入鲜奶油并将第3步中焯好的鸡肉丸放回锅中，煮至熟透。将豆腐渣糊溶解后用其勾芡，加盐、胡椒调味后放入芜菁叶。

**5** 将第4步中的半成品盛入容器中，淋上鲑鱼罐头。

# 鸡肉豆腐丸子
# 豆乳炖菜

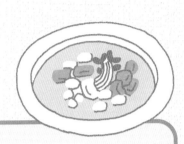

## ●材料（两人份）

| | | 豆乳酱 | |
|---|---|---|---|
| 鸡腿肉..................1大块（250g） | | | |
| 洋葱、萝卜、芹菜....各50g | | 固体汤料....1/3个 | |
| 胡萝卜..................30g | | 水............3/4杯 | |
| 蘑菇....................60g | | 豆乳..........1杯半（315g） | |
| 橄榄油..................1小勺（4g） | | 豆腐渣糊....30g | |
| 盐......................1/3小勺（2g） | | | |
| 胡椒....................少许 | | | |
| 萝卜苗..................适量 | | | |
| 鲜奶油..................1/4杯（50g） | | | |

## ●制作方法

**1** 鸡肉切成一口大小。洋葱切成薄片，萝卜切成5mm厚的银杏块（一片四等分切），芹菜切成2cm长的长条，胡萝卜切成5mm厚的圆片。蘑菇去掉根部。

**2** 将橄榄油倒入锅中加热后翻炒鸡肉，加入第1步中的蔬菜翻炒，再加入豆乳酱一起煮。蔬菜变软后，用盐、胡椒调味。

**3** 盛盘，配上切掉根部的萝卜苗，浇上鲜奶油。

# 鸡肉奶酪烧

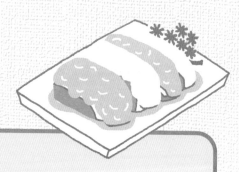

## ●材料（两人份）

鸡腿肉..............................1大块（250g）

调味酱汁

烧酒.................................2小勺（10g） ｜ 酱油......2小勺（12g）

罗汉果提取物（甜味剂）.....1小勺 ｜ 蛋黄......1个（20g）

切片奶酪（不溶型）...........4张（72g） ｜ 欧芹......少量

## ●制作方法

**1** 将鸡肉分成2等份，各自从中间向左右厚切，摆成左右对开的样子，淋上调味酱汁。

**2** 在烤盘上铺上烹调布，将第1步中处理好的鸡肉放在上面，放入温度为200℃的烤箱中烤10分钟左右。在1份鸡肉上放两片奶酪，再烤1分钟，涂上蛋黄液再放入烤箱，用余热烤干。

**3** 切成方便食用的大小装盘，配上欧芹。

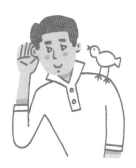

# 每天吃3碗米饭
# 会提高患糖尿病的风险

　　根据日本国立癌症研究中心以男女两性共约6万人为对象的研究调查，"一天吃3碗以上米饭的女性患糖尿病的概率更高"。

　　从具体数值来看，对于女性来说，与一天只吃1碗米饭的人相比，一天吃3碗米饭的人发病率是前者的1.48倍。更进一步，一天吃4碗米饭的人发病率达到只吃1碗米饭者的1.65倍。因为米饭是糖质的聚合体，所以吃得越多患糖尿病的风险就越高。然而，这个调查还显示，即使是吃很多米饭的人，如果一天进行1个小时以上的体力劳动或运动，发病率也很低。另外，对于男性来说，虽然吃米饭的量和发病率的关联度很低，但是没有运动习惯的人糖尿病的发病率很高。无论如何都想吃米饭的人只能积极地去活动身体，不擅长运动的人则最好少摄入糖质。

# 第5章

∙ ∙ ∙ ∙ ∙ ∙ ∙ ∙ ∙ ∙ ∙ ∙ ∙

# 可以利用的
# 外食术

早饭利用
副食菜单

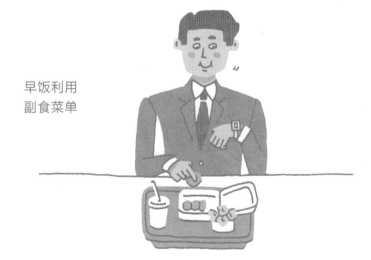

## 便利店活用术

# 提供家常菜、沙拉、关东煮等的便利店是减糖的天堂

现在街上到处都有便利店。**对于实践减糖健康法的人来说，便利店是强有力的伙伴。**为什么呢？因为其中适合糖质控制饮食的食物种类繁多。

当然并不是指那些用米饭制作的便当类，而是指家常菜单品。

其中，具有代表性的要数沙拉。**金枪鱼沙拉、鸡肉沙拉、涮猪肉沙拉等，种类十分丰富，可以享受每天换口味的快乐。**

通心粉沙拉和土豆沙拉糖质含量多，请尽量避免食用。另外，调味汁也要注意。因为会有加入甜味剂的情况，所以尽量选使用蛋黄酱的吧。

其他的家常菜还有剥壳煮鸡蛋、猪肉香肠、冷豆腐、纳豆、毛豆等。虽然去便利店的人很多，但是很少有人去注意熟食区。我猜这部分的丰富食材会让你大吃一惊。

没有时间慢慢享用午餐的时候，我也会利用便利店。我喜欢蒸鸡肉沙拉。还有，冬天吃**关东煮**也很开心呢。**鸡蛋、萝卜、油炸豆腐、魔芋、筋肉等糖质少的食物应有尽有。**只是煮关东煮的汤汁如果是甜的就要注意，最好不要喝。另外，便利店里有很多**坚果类和鱿鱼干等适合减糖饮食的下酒菜，**这也是便利店的一大优点。

如上所言，便利店有很多适合减糖饮食的食品，而且找到一家便利店也很容易，营业时间也长达24小时。可以说利用价值相当高。

**重点**

·通心粉沙拉和土豆沙拉含糖质多，所以要避免。
·要注意有甜味的调味汁和关东煮的汤汁。

**减糖的早餐**

# 早餐利用快餐店的副食

很多人都说："早上总是慌慌张张的，没有时间吃早饭。"虽然也有人对不吃早饭的生活方式皱眉，但我秉持着"不吃早饭，非常好！"这样的立场。**实践减糖健康法的人没有必要勉强自己吃早饭。**

人类一天吃3餐仅仅是从200 ~ 300年前开始的。在日本，这是江户时代中期以后的事情，在欧洲也是18世纪以后的事。**在人类700万年的历史中，一天吃3餐的时间可忽略不计，所以就算不吃早饭，一天只吃两餐，也不是什么不自然的事情。**实际上，我从34岁到现在66岁，一天都只吃两顿饭，身体状态非常好。

如果早上还是想吃点什么，就尽量选择糖质少的菜品吧。这一章要介绍的是"外出就餐术"，关于这一点，让我想起了早上就餐去的快餐店。**在汉堡店，不要吃汉堡包，选择炸鸡块和沙拉等副食吧。**

另外，牛肉盖饭店"食其家"❶有适合减糖饮食的菜品——轻牛肉盖饭，用豆腐代替米饭，配菜也有鲑鱼和沙拉等，利用价值很高，而且几分钟就能出餐，非常适合忙碌的早上吃。

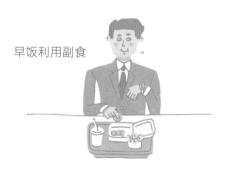

早饭利用副食

▲副食是减糖健康法实践者的强力伙伴。

---

❶ 吉野家、松屋、食其家是日本三大平民快餐店。——译注

**重点**

·人类一天吃3餐是从江户时代中期以后开始的。

·在快餐店吃早餐可以从副食菜单中选择菜品。

## 减糖的午餐

# 午饭利用
# 可以选择菜肴的套餐店等

在公司工作的人大部分中午都会和同事们一起，钻入附近餐饮店的暖帘内……这种情况下，如果正在实践减糖健康法，可以进的店的选择面就会变窄。比如说，拉面店和寿司店就不行。虽然这么说，但是拒绝同事们的邀请也很不好意思。那么该怎么办才好呢？

**一个办法是，如果不是糖尿病患者，索性午饭就摄入糖质吧！**这样的话早饭和晚饭都要减糖，也就是采用标准糖质控制饮食法。

如果可以，希望能选择可以**提供糙米的店**，糙米饭要比白米饭好一点。最近，主张健康饮食的店也多了，应该不难找到。另外，现在**可以选择菜肴的套餐店**也在增加，我们可以把米饭换成菜。

带便当的话，可以把前一天晚上剩下的菜装进去，用"减糖便当"来度过午餐时间。

如前面"便利店活用术"中所述，也可以**利用便利店的食物**，用沙拉等家常菜填饱肚子。另外，如果公司附近有超市，也可以加以利用，比起便利店其菜品种类更丰富，餐费也比较便宜。"早餐"这一小节提到的快餐店的副食和轻牛肉盖饭类也可供选择。我觉得对于跑业务等做外勤工作的人来说，这些建议的利用价值很高。

**再加一个选项，那就是不吃午饭。**如果觉得不会对下午的工作造成障碍，可以试试看。

**重点**

· 要和同事一起吃午饭的人可以实践标准糖质控制饮食法。

· 利用便利店、快餐店的菜品也可以去除糖质。

**减糖的晚餐**

# 晚饭的重点是
# 一定要去除糖质

虽然糖质控制饮食有"初级""标准""超级"的等级，但这三者有一个**共同点，就是晚饭要去除糖质，**因为晚饭后活动量突然减少，特别是进入睡眠后，身体和大脑都会处于休息状态。**晚饭摄入的糖质不使用，就很容易变成脂肪，**所以晚饭请特别注意。

晚上去外面吃饭，有"下班以后喝一杯""休息日和家人一起出去""约会去餐厅"等模式。我们来分别思考一下吧。

首先是下班以后喝一杯的情况，请注意下酒菜。较好的下酒菜是简单烹饪的肉和鱼配上蔬菜。请千万不要以黏糊糊的拉面来作结哦。啤酒当然也是只喝一杯就好。

如果是一家人在外面吃饭的情况，家庭餐厅、烤肉店、回转寿司店很受欢迎。家庭餐厅里有很多带米饭和面包的套餐，但还是尽量避免点套餐，选择**单品**吧。然后把土豆和意大利面等配菜剩下不吃。

如果是去烤肉店，需要注意的是酱汁，因为酱汁里经常使用砂糖。现在准备多种调味汁的店也变多了，请蘸不甜的吃。预先用酱汁腌好的肉也算了吧。

**回转寿司属于完全出界的选择**，因为白米饭里还会放砂糖。

约会时如果去餐厅，会想去高级一点的店。法国菜和意大利菜是很好的，但是**中国菜和日本菜需要特别注意**。我将在后面几页进行详细说明。

**重点**

- 晚饭后活动量会减少，所以晚饭最好去除糖质。
- 晚上在外面吃饭的时候要注意菜品的选择。

## 去吃西餐的时候呢？

# 法国菜和意大利菜都可以放心吃

在外面吃饭的时候，一定要优先选择西餐类的餐厅。我们来了解一下法国料理和意大利料理，以及地中海料理吧。

**首先是法国料理，除了面包和甜品基本上什么都可以吃**。法国料理充分使用黄油等乳制品。根据以往被奉为圭臬的卡路里学说，黄油对于减肥的人来说应该是禁区，但是对于糖质限制健康法的实践者来说是不必在意的。

　　我给大家举几个典型菜品的例子吧。作为开胃菜出现的大多是海鲜和蔬菜鸡尾酒或慕斯、冷盘酱鹅肝、乡村风味的陶罐肉等。鱼料理中有生煎鲜鱼、香草烤鱼、炖海鲜类的法式杂鱼汤等。肉料理有烤牛犊、烤羔羊、野禽烧烤等。

◆ **吃法国料理时怎么去除糖质**

| 法国菜 | 除了面包和甜品都可以 |
|---|---|

| □ 前　　菜 → | 海鲜和蔬菜鸡尾酒或慕斯、嫩煎鹅肝、陶罐肉等 |
|---|---|
| □ 鱼类料理 → | 生煎鲜鱼、香草烤鱼、法式杂鱼汤等 |
| □ 肉类料理 → | 烤牛犊、烤羔羊、野禽烧烤等 |

◆ **吃意大利料理时怎么去除糖质**

| 意大利菜 | 除了面包、意大利面、比萨、意式烩饭、甜品，都可以 |
|---|---|

| □ 前　　菜 → | 生火腿、香肠、生肉片等 |
|---|---|
| □ 鱼类料理 → | 海鲜烩、炸海鲜等 |
| □ 肉类料理 → | 炸猪排、意大利炖鸡等 |

◆ **推荐地中海料理**

**什么是地中海料理**

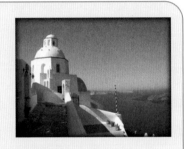

① 希腊、意大利、葡萄牙、西班牙、北非各国等地中海沿岸地区的料理

② 较多使用橄榄油、坚果、蔬菜、水果、鱼、豆类、鸡肉和猪肉是其特征

③ 有减肥效果和防止患上心血管疾病的效果！

**意大利料理中含有糖质的菜品比较多，**有意大利面、比萨、意式烩饭等，但只要避开这些就可以了。开胃菜有生火腿和香肠、生鱼片和生肉片。主菜有煮海鲜类的海鲜烩、炸虾、炸鱿鱼、米兰风味的炸猪排、意大利炖鸡等。

另外，无论是法式料理还是意大利料理，点套餐都会有甜品，请把它换成奶酪吧。

地中海料理的优点是充分使用橄榄油。据了解，**采用以橄榄油为传统的饮食方式的人群中，很少有人出现心肌梗死。**另外，地中海料理仅次于糖质控制饮食，减肥效果也很好，而且因为大量使用海鲜，所以很健康。

**重点**

· 多使用黄油的法国料理，对于减糖健康法而言是可以的。

· 推荐以奶酪来代替甜品。

· 充分使用橄榄油的地中海料理也很健康。

**吃和食时应注意菜单**

## 日式高级餐厅经常使用砂糖

　　说起和食，大家不是都有"健康料理"的印象吗？在肥胖日益严重的美国就曾经掀起过和食热。

　　但就减糖而言，和食实际上不是很受欢迎的料理，因为**很多和食店都会在料理中使用砂糖**。煮菜、煮鱼、照烧、西京烧……这些菜品都会使用砂糖。

　　不能因为是高级餐厅就疏忽大意。日式酒家基本上都会以套餐形式来提供料理。虽然品类繁多，包括开胃菜、煮菜、蒸菜、醋菜、拌菜、烤菜、汤菜、米饭等，但其中能放心下筷子的只有烤菜和蒸菜。高级餐厅在调味上十分讲究，所以使用砂糖的情况很多。

　　即便不想选择和食，有些时候比如接待客人时也不得不吃日式料理。这时要注意的是**不要吃太多用小麦粉做的天妇罗的面衣，烤鱼不要吃用甜料酒做的照烧酱烤的，而是选择用盐烤的，吃煮鱼和煮菜尽量不要蘸汤汁等等**，不胜枚举。

　　另外，寿司不仅用了很多白米，而且做出的醋饭里还放了砂糖，所以是不健康的菜品。**如果把寿司上的食材活用来做生鱼片，当然没问题。**

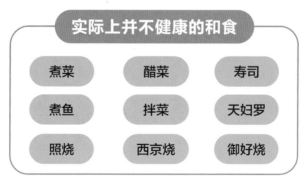

### 实际上并不健康的和食

| | | |
|---|---|---|
| 煮菜 | 醋菜 | 寿司 |
| 煮鱼 | 拌菜 | 天妇罗 |
| 照烧 | 西京烧 | 御好烧 |

▲使用大量砂糖的和食，意外的陷阱很多。

**重点**

·从减糖的观点来看，实际上是需要注意和食的。

·很多日本料理包括制作寿司用的醋饭里都放了砂糖。

减糖绿洲

## 料理丰富、价格合理的日式居酒屋利用价值很高！

在外面吃饭的时候，**居酒屋是最理想的选择**，因为菜品非常丰富，有很多糖质含量少。比如，能够以合理的价格享受的当季**生鱼片**，**豆腐料理、沙拉、烤鱼、炒蔬菜、烤土鸡串等**也都是理想的用餐选择。

更重要的是，这些料理的调味基本上都很简单，你几乎不用担心会使用砂糖，可以说这里是减糖健康法实践者的绿洲。和公司的同事、朋友、熟人一起去自不必说，就是自己一个人也可以轻松前往。

和居酒屋一样，**烤鸡肉串店**也很推荐。虽然可以选择的菜品比居酒屋要少，但是下班后可以随便去看看点些什么，也是其魅力所在。

**吃烤鸡肉串的时候不要蘸料，只加盐就好了。**不用说，调味汁里用糖的情况很多。

点饮料时，经常会说："来一杯啤酒！"第一杯可以闭着眼睛点，**从第二杯开始就请点烧酒和威士忌等蒸馏酒**。如果从第一杯开始就点蒸馏酒，可以说是相当有定力的减糖健康法实践者了。

和朋友们一起去居酒屋和烤鸡肉串店，容易忘记时间，不知不觉就待上很久。人偶尔也需要休息一下，吃好吃的，喝好喝的，和朋友们大声吵吵闹闹，也能缓解压力。我想说的是，希望大家能在实践减糖健康法这方面有所成就。不能因为喝了酒，得意忘形，就把手伸向糖质……只有这一点需要注意。

◆ **利用居酒屋实现减糖！**

## ①在居酒屋选择糖质少的菜品

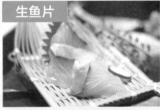
生鱼片

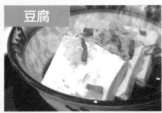
豆腐

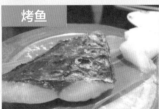
烤鱼

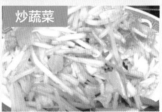
炒蔬菜

## ②在烤鸡店吃烤鸡肉串的时候不用蘸料而是撒盐

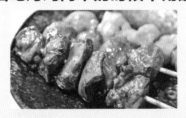

◆ **点饮料如何实现减糖**

第一杯

无论如何都想喝的时候也是没办法的！

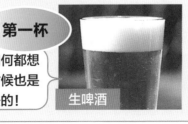
生啤酒

第二杯

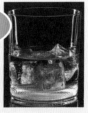

喝烧酒和威士忌等蒸馏酒！

**重点**

· 居酒屋有很多味道简单、糖质少的料理。

· 要注意烤鸡肉的调味汁里大多含有砂糖。

· 喝饮料时也尽量实现减糖！

## 勾芡和点心的陷阱

# 以拉面、饺子为首的中式料理一定要注意！

中式料理是受到各个年龄层喜爱的人气料理，在漫长的历史中设计出了各种各样的菜品，可以让人享受到丰富多彩的味道。遗憾的是，对于实践减糖健康法的人来说，需要相当注意中式料理，因为很多店都会使用**小麦和砂糖**。

说起中式料理中人们最熟悉的菜品，那就是拉面了。日本人特别喜欢拉面，而**中式拉面每餐含有约70克的糖质**。

饺子同样是很受欢迎的菜品，但是饺子皮是个问题。饺子皮是由小麦粉制成的，一人份的饺子约含20克的糖质。春卷和烧卖等点心的皮也同样是由小麦粉做的。中式料理店的午餐里，经常有"拉面、饺子、迷你炒饭"这样三合一的套餐。因为炒饭是用米做的，所以这类套餐有**三倍的糖质冲击威力**。

很多菜品使用勾芡也是中式料理的特征，比如蟹肉蛋烩饭、八宝菜、糖醋肉等。**这种勾芡使用了淀粉**。不仅是这样平民化的料理，像北京烤鸭那样的高级料理也含有很多糖质，因为烤得脆脆的烤鸭是用小麦粉做成的薄皮饼包起来，蘸着甜调料吃的。

这样一看就知道吃中式料理在选择菜品上有多辛苦了吧。如果是为了交际而去中式料理店，拉面是不能点的，要选择砂糖含量少的家常菜，对使用勾芡的菜品则要下点功夫，比如不吃勾芡只吃食材。

我来介绍几种相对而言含糖质少的菜品。像**棒棒鸡、家常豆腐、盐炒蔬菜和海鲜、青椒炒牛肉**等可以放心食用。请选择这一类菜品并享受美味吧。

**重点**

· 中式料理的招牌菜中含有大量糖质。

· 对于使用勾芡的菜品，下点功夫只挑里面的食材吃。

## 吃多了的时候怎么办？

# 饭后步行
# 可抑制胰岛素的追加分泌

在尝试过减肥的人群中，应该也有因为反弹而烦恼的人。因为过度控制卡路里摄入，所以压力过大，造成暴饮暴食，结果，反而比减肥前更重了……有这样的人吧？

**事实上，即使用的是减糖健康法，有碳水化合物依存症的人也可能会变得无节制地摄取糖质。**

我和芥川奖获奖作家宫本辉先生有过一次对话。其中的谈话内容被总结成了一本书——《糖尿病健康法》。

宫本先生也和我一样患有糖尿病，从确诊后他就开始实践糖质控制饮食。他的一位朋友也给他推荐过糖质控制饮食法，但是那位朋友总是受挫。据说，他不管怎样都"想吃米饭"，"想念乌冬面和荞麦面的味道"。

"终于还是输给了欲望，不小心摄取了糖质……"遇到这种情况该怎么办呢？**对策就是"走路"。花上30分钟到1小时来散步吧。这样会提高肌肉的葡萄糖吸收率，还可以抑制胰岛素的追加分泌。**如果"没有这个时间"，就采取逆向思维，在可以确保散步时间的休息日等时间摄入糖质就行了。

要想保证身体健康还是多运动为好。据说，明治时代的人运动量是现代人的10倍。在既没有汽车也没有自动扶梯和电梯的年代，运动是理所当然的。

即使不能像明治时代的人那样，平时也要多使用楼梯，多走路，培养运动的习惯。另外，如果在实践减糖健康法的状态下继续运动，效果会更好。

**重点**

·不小心摄入了糖质，就饭后走路吧。

·勤于运动，能增强减糖健康法的效果。

**和谁都能去!**

# 没有理由不利用既便宜
# 又好吃的自助餐

我在外面吃饭的时候，经常吃自助餐，因为有各种各样的食物，也有**很多糖质少的食物**。这一点和居酒屋是一样的。

我经常去吃的是酒店的午餐自助餐。我觉得它价格很合理，利用价值很高。近年来，又便宜又好吃的自助餐店增加了，1000 日元以下就能吃自助的店也不少见。

好像还有价格相应高些的自助餐，偶尔奢侈一下也不错吧? 豪华地享受减糖的感觉也是很好的。

吃自助餐时需要注意的是料理的味道。有些以肉和鱼为材料的食物也会使用砂糖和小麦粉，如果不小心，可能会不知不觉地摄入糖质。

举例来说，**要注意多数柚酱、番茄酱、和食甜酱汁、中式糖醋汁等**。请注意**甜味和有黏稠感的食物**。

汤也有需要注意的种类。西式浓汤和中式鸡蛋汤等黏糊糊的汤品里含有很多淀粉。注意避开这些，尽情享受自助餐吧。

**自助餐的好处是可以和没有在实践减糖健康法的人一起享用。** 被公司的同事邀请去拉面店或寿司店时，如果你说"我在实践减糖健康法"并拒绝对方会很尴尬，但如果是自助餐，就可以愉快地共度用餐时间了。如果是又便宜又好吃的自助餐，我想同事们也会很高兴地和你一起去的。

**重点**

· 利用酒店的午餐自助餐也能享受豪华的减糖乐趣。

· 料理中要注意有甜味的和黏稠的食物。

# 专栏⑤

# 越是贫困阶层
# 越肥胖的原因

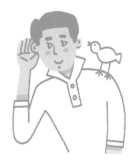

　　在美国，有一处被称为"南部糖尿病地带"的区域。过去，这一区域的肥胖者比例特别高，糖尿病和高血压病人也有很多。而且，这个区域贫困人口多，因为南北战争中被解放的黑人奴隶的子孙中较多人居住在南部诸州。

　　为什么越是贫困的阶层越肥胖呢？是因为高糖质食物，比如以清凉饮料、炸薯条、汉堡包为主的快餐，比肉、鱼等高脂肪、高蛋白质食材便宜。不仅仅是在美国，在OECD❶的各加盟国，甚至在世界范围内都是一样的。另外，在孟加拉国和印度等发展中国家，由于廉价的糖质食材是贫困阶层的主要食物，该阶层的糖尿病患者激增已经成为社会问题。

❶ 经济合作与发展组织（Organization for Economic Co-operation and Development），简称经合组织，是由38个市场经济国家组成的政府间国际经济组织。——译注

# 第6章

# 适应不同生活习惯和
# 体质差别的活用法

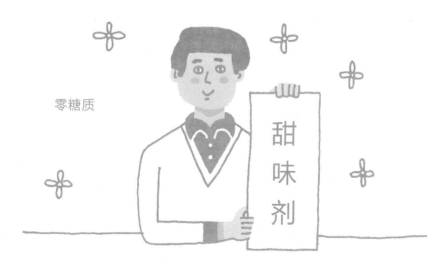

零糖质

甜味剂

## 工作繁忙者的伙伴！

# 晚饭吃得晚的人怎么做？

据说，**晚饭吃得晚容易发胖**。而肥胖会损害健康的理由，我想不用再强调了。因此，很多人都认为必须尽早吃晚饭。

工作忙的时候就没办法保证了。晚上9点、10点才回家，打理一番后好不容易才回到饭桌上……这种情况也不少见。

其实我自己晚饭也吃得比较晚。早的时候从晚上7点开始吃，但一周只有两天左右能这样，其他时间都要到晚上9点到10点左右才能上饭桌。虽然如此我也不胖，仍保持着最佳体重。

理由自不必说，因为我一直在实行糖质控制饮食。我的情况是15年间一直实行"超级糖质控制饮食"。

晚饭吃得晚会发胖，只是因为摄取了糖质又不消耗。吃完晚饭后，一般就只是洗澡或睡觉，所以身体的活动量也必然会减少，肌肉和大脑消耗血糖的量也相应减少，血糖也会有剩余。剩余的葡萄糖通过胰岛素转化为脂肪，储存在体内的脂肪组织中。**如果在很晚的时间吃晚饭，与睡觉之间的时间也会变短，活动量也会变少，葡萄糖就更容易过剩了。**

然而，不管多早吃晚饭，如果其中含有大量糖质，当然也容易导致肥胖。反过来说，**即使晚饭吃得晚，如果采用糖质控制饮食，也没有问题**。我希望，晚饭经常吃得晚的人能活用糖质控制饮食。这种情况下，不管是采用"初级"还是"标准"糖质控制饮食，都能充分防止肥胖发生，当然，"超级糖质控制饮食"更好。

**重点**

·晚饭吃得晚会发胖，无非是因为摄入了糖质又不消耗。

·晚饭吃得越晚，就越要活用糖质控制饮食法。

## 活用甜味剂

## 喜欢甜食的人怎么做？

　　"虽然我想尝试一下减糖健康法，但是我喜欢甜食，怎么也戒不掉……"也有这样的人吧。请放心，现在出现了很多替代食品，可以**享受零糖质的甜味**。虽然甜点方面要稍微贵一些，但是零卡路里的果冻可以用便宜的价格买到。另外，**一天喝两罐350毫升的零卡路里的可乐也没关系**。

　　甜味剂中有不会使血糖值上升的类型。一种是**"赤藓醇"**，它本身是零卡路里，不会使血糖值上升，安全性在EU（欧盟）和FDA（食品药品监督管理局）都得到了认可，但是大量摄入也会有拉肚子的情况。另一种不会提高血糖值的甜味剂是"合成甜味剂"。其中，阿斯巴甜、安赛蜜、三氯蔗糖、糖精、纽甜素、爱德万甜等六种甜味剂都得到了美国FDA和日本厚生劳动省的认可。**合成甜味剂有总量限制，所以不宜大量摄入。**

　　如果想吃甜食，就选择使用这些甜味剂做成的食品吧。

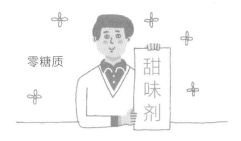

零糖质

▲如果花些心思，也能吃到甜食。

**重点**

·喜欢甜食的人可以吃零糖质的替代食品。

·选择不会使血糖上升的甜味剂做的食品。

## 暴饮暴食不可取

# 压力大的人怎么做？

无论是谁，都在或多或少的压力下生活着。如果压力无可避免，最好是能很好地面对它。经常听说运动、休养、转换心情等有助于消除压力，而**不好的方式则是为了消除压力而暴饮暴食**。这不仅不能解决任何问题，还会**给身体和精神造成很大的负担**。如果暴饮暴食，糖质会大量进入身体，血糖值当然会急速上升，血管就会受伤，胰脏会因胰岛素的大量分泌而过度工作。

另外，如果过着血糖值急速上升又急速下降的饮食生活，心情容易变得不稳定。而且血糖值餐前餐后的波动幅度越大，代谢就越紊乱，心情也越混乱。吃了糖质后血糖值一时上升了，胰岛素马上又使血糖值下降，这种血糖的急速升降会引起犯困、发呆、心情低落、烦躁。像这样为了消除压力而暴饮暴食，实际上会在身体中掀起"代谢风暴"，不用说消除压力了，还会产生新的压力。

**总之，在日常生活中经常感到压力的人，要远离糖质。**这样就可以保持代谢的平衡（恒常性），由代谢风暴和压力释放的肾上腺素和肾上腺皮质激素不会过剩，能够维持舒适稳定的状态。**不管是什么动物，保持本来的饮食生活都和维护体内平衡息息相关。**体内平衡对生命体和细胞的生存来说是很重要的。对人类而言，祖先原本的饮食生活就是糖质控制饮食，因此保持原来的饮食生活，会让身体和精神都变得安定。

**重点**

· 暴饮暴食后，代谢会紊乱，心情会混乱。

· 如果远离糖质，就可以保持体内平衡，使身心安定。

**首先解决肥胖问题**

# 有痛风的人怎么做?

痛风,顾名思义,是一种"只要刮风就会疼"的病。患者会突然大拇指根部剧痛,活动起来都疼得不能忍受了。

**痛风的原因是尿酸。**这种尿酸在体内大量堆积会引起痛风。尿酸是由体内嘌呤碱的代谢而产生的代谢物。这种代谢物多了就会结晶化,沉积在关节等处带来剧痛。

以前都认为尿酸值上升的主要原因是吃了太多富含嘌呤碱的肉,或是喝了太多啤酒,但最近的研究表明,比起从饮食中吸收的嘌呤碱,体内生产的嘌呤碱更多。

作为治疗痛风的专业医生,同时也是痛风患者的鹿儿岛大学医院原内科教授纳光弘先生列举了**尿酸值上升的五个原因:压力、肥胖、大量饮酒、剧烈运动、嘌呤碱摄入过多**。顺便说一下,纳医生以"痛风可以一边喝啤酒一边治好!"这样刺激性的话为标题出版过著作。这本书详细地写了原因,请一定要读一下。另外,极端的低卡路里饮食也会造成压力,导致尿酸值的上升,这一点需要注意。

虽然糖质控制饮食对尿酸值有影响,但是也有人实践后尿酸不变或者上升,个体差异较大。只是,尿酸值上升的人在半年到一年左右的时间里稳定下来的情况居多。纳医生列举的**尿酸值上升的最大原因之一——肥胖,可以通过减糖健康法切实地消除**。自我治愈力上升,能增强身心的抗压能力,还能消除肥胖,因此从长期来看,减糖健康法与抑制尿酸值息息相关。

**重点**

· "尿酸值上升"的最大原因之一是肥胖。

· 肥胖可以通过减糖健康法切实地消除。

## 耐力上升!

# 做运动的人怎么做?

对做运动的人来说，减糖健康法会带来耐力上升的效果，因为**减糖健康法会让脂肪酸和酮体这两种脂肪的分解物在日常生活中作为能源被使用**。人类的能源有脂肪和糖质。更准确地说，脂肪会转变成脂肪酸和酮体而成为能源；糖质则会分解成葡萄糖被吸收到体内，成为能源。持续过着摄入大量糖质的饮食生活，就会优先使用葡萄糖作为能源。葡萄糖、糖原（葡萄糖的集合体）在肌肉中能积蓄的量只有250克，转换为能量，大概有1000千卡。从运动角度来看，糖原是要求瞬间爆发力的短跑和举重等项目使用的能量。

而马拉松这样的耐力运动则需要将脂肪作为主要能源使用，将糖原作为备用能源使用。一流的跑者，即使跑步时心跳次数上升，也能**很好地利用脂肪酸、酮体节约肌肉中的糖原**，然后在最后的冲刺中一口气用完糖原。这是跑马拉松时利用肌肉能量的王道法则。平时没有锻炼习惯的人，在心跳数稍微上升的初期阶段，就使用了可以快速利用的糖原，所以体力会迅速耗尽。

糖质控制饮食可以提高慢跑时的耐力，因为**脂肪酸、酮体是最适合这种有氧运动的能源**。运动爱好者中也有人为了锻炼肌肉而使用能使人有效摄入蛋白质的蛋白质粉，因为减糖健康法原本就提倡高蛋白质的饮食，所以实践者就不需要吃蛋白质粉了。

**重点**

· 以葡萄糖为主要能源的话，容易耗尽体力。

· 糖质控制饮食法让人优先使用脂肪酸和酮体，从而提高耐力。

代谢趋于稳定!

# 有过敏倾向的人怎么做?

　　我担任理事长的高雄医院，不仅有糖尿病患者，也有很多特异反应性过敏的患者。其中也有想尝试糖质控制饮食的人，很多人试着实行之后，情况都有变好。虽然不能说能完全治好所有人，但**至少皮肤的光泽度会变好**。这是因为**糖质控制饮食可以促进血液循环**，这样一来，代谢就会稳定，毛细血管等的血液流动也会变得活跃，**因营养成分不足而受伤和产生炎症的皮肤，就能接收充足的营养和治疗伤口的物质的输送**，皮肤状态就会变好。

　　下面是在高雄医院工作的一个患过敏疾病的职员的例子。这位先生已经为**花粉症**烦恼了 20 多年。自从小学时代发病以来，每到杉树花粉飞舞的季节，他都会经历"打喷嚏，流鼻涕，鼻塞"的全过程，而且无法专注于工作，还会感到忧郁。随着年龄的增长，这种情况也越来越严重。他使用过抗过敏剂，也点过眼药水、鼻药等，但是好像都没有什么效果。为花粉症烦恼的人应该能理解这种痛苦。

有一年，那个人下定决心要实践"超级糖质控制饮食"。于是，**从那一年开始症状逐渐消失了**。在那之前，他喝高雄医院开的中药汤药也有一定的效果，但自从实践了"超级糖质控制饮食"之后，他不吃汤药也能挺过去了。

**过敏症状的改善程度因人而异**。有人能有接近100%的改善，有人只能改善50%左右。很遗憾，几乎看不到变化的情况虽然罕见，但也存在。不管怎样，能出现效果的可能性相当大。

> ### 重点
>
> ·糖质控制饮食能改善血液循环，皮肤状态也会变好。
>
> ·也有因为减糖而过敏情况得到改善的情况。

## 只喝第一杯就好

# 喜欢喝啤酒的人怎么做？

我在52岁患糖尿病之前，非常喜欢喝啤酒。我觉得，在运动中舒爽地流下汗水，再洗个澡清爽一下，最后喝杯啤酒，那个味道是最棒的。

遗憾的是，**啤酒是含有糖质的酿造酒**，必须要割舍。要说含有多少糖质，**350毫升的普通啤酒大约含有9.5～13克的糖质**。无酒精啤酒也是一样。而且那种带把手的扎啤，喝上两三杯后人体会吸收大量糖质，血糖值从而急速上升。

话虽如此，减糖健康法并不是完全排除糖质，所以一杯左右的啤酒是在允许范围内的。也许有人觉得喝一杯根本不够，但请忍耐一下。想喝更多的人，请换成零糖质的发泡酒。现在各厂家都生产零糖质的发泡酒。另外，在威士忌中加入零糖质碳酸的"嗨棒"等或许也可以代替啤酒。**喜欢喝酒的人，可以只喝一杯啤酒，然后喝烧酒、威士忌等蒸馏酒。**顺便对喜欢日本清酒的人说一下，市场上也有零糖质的清酒售卖。

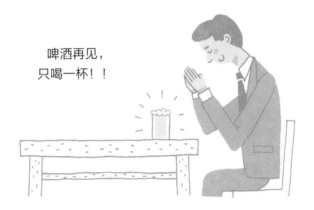

啤酒再见，
只喝一杯！！

▲减糖之后，第一杯啤酒显得更加可贵。

**重点**

·即使是无酒精啤酒也会提高血糖值。

·可以用零糖质的发泡酒来代替啤酒。

# 很多人没意识到？

## 饭量大的人怎么做？

世上有百分之几的人是"大胃王"，这种人往往没有意识到自己吃得很多。

自己的饭量大不大，大致可以通过和朋友、熟人一起吃饭来判断。比较一下进食的量，如果自己吃得比别人多就要注意了。顺便说一下，饭量大的人一天就能吃2到3盒500克的酸奶，或是能把400克的牛排一口气吃光。

如果觉得自己是大胃王，请了解一下**普通人一天摄入的卡路里吧。不运动的男性是1850 ~ 2300千卡，女性是1500 ~ 1750千卡。**另外，自己一天摄入了多少卡路里，记录一下吃的东西就可以计算出来了。请一定要比较一下自己摄入的卡路里和人均摄入的卡路里。如果超过了平均值，就把超出的部分去掉。这时就非常适合使用糖质控制饮食法了。

只是，大胃王一旦践行糖质控制饮食，一开始会有吃不饱的感觉。虽然可能会有点难受，但是一旦克服了这个问题，餐前和餐后的血糖值差就几乎消失了，身体会趋于稳定。这大约需要几天到几周的时间。

另外，摄入糖质后整个身体会变得没有力气，也会被讨厌的空腹感侵袭，仿佛失去精力。通常，这些症状会通过糖质控制饮食得到消除。如果空腹感程度很强，那么患有碳水化合物依存症的可能性很大，这时肝脏的糖新生的能力也会稍有下降。**摄入糖质3 ~ 4小时后就有强烈空腹感的人，请从温和的糖质控制饮食（一顿饭的糖质量控制在30 ~ 40克）开始，让身体慢慢习惯。**一下子就进行"超级糖质控制饮食"的话，偶尔会有低血糖的危险。

**重点**

· 如果自己摄取的卡路里超过了平均值，就把超出的那
　部分去掉。
· 空腹感很强的话，患有碳水化合物依存症的可能性很大。

## 增加进食次数来补偿

# 饭量小的人怎么做？

　　有饭量大的人，就有饭量小的人。这些人的烦恼是"无论吃多少体重都
不会增加"。也就是说，太瘦了。这种情况下多吃点脂肪吧。例如，把紫苏
油（苏子油）等对身体好的油脂（α-亚麻酸）试着用在沙拉调料里也是一
种方法。

　　**为了增加体重而以糖质为中心的饮食是不行的。**这样做确实会逐渐增
重，但这不是健康的增重，因为不知不觉间血管就会受伤，血液也会变得
黏稠。

　　**饭量小的人每一餐吃得少，要想弥补这一点，增加吃饭的次数就可以
了。**因此，好好利用零食也是一个方法。零食请选择富含优质脂肪的奶酪和
坚果类，这些食物里含有很多蛋白质和矿物质。

　　饭量小的人还会有一个问题，即"日常使不出力气"。**力量不足只是因
为摄入能量不足。**请同样记录下自己的饮食，试着计算一下摄入卡路里总
量。男性不足 1850 千卡，女性不足 1500 千卡的话，应该增加卡路里摄入。

　　**虽说要增加卡路里，但也不能依赖糖质。要有意识地选择摄入高卡路里**

的脂肪和蛋白质。水果只可以适量食用。苹果一天可以吃两次左右，每次1/3个。

也许有人会对摄入脂肪感到不安：会不会积存胆固醇呢？脂肪对身体有害的"脂肪恶人说"在最新的研究中被否定了，请放心摄入。

**重点**

· 过瘦的人要按平均值增加卡路里摄入。
· 多吃对身体有益的油脂、奶酪和坚果类。

## 也许有节约遗传基因

# 怎么减也不瘦的人怎么做？

为了减肥而开始实践减糖健康法，但是比想象中还要难以见到效果……这样的人有**"节约遗传基因"**的可能性相当大。所谓**节约遗传基因，是指拥有降低基础代谢作用的遗传基因**。这是在美国的皮马印第安人中发现的基因。基础代谢是指安静时所消耗的最低限度的能量。人即使一直躺着也会消耗能量，如果这个基础代谢量很低，那么吃饭摄入的卡路里就很容易过剩。

总之，**因为消耗量少，摄入的卡路里无论如何都会剩余**。这样当然会胖。因此，这种节约遗传基因被称为"肥胖基因"。虽然这是一个不光彩的称呼，但是在人类不像现在这样拥有粮食的时代，为了使人类能够以很少的卡路里生存下去，它可以说起到了合理的作用。

然而，在被称为饱食时代已久的现代社会，这反而成了麻烦。实际上，在居留地生活的皮马印第安人由于摄入过多汉堡、薯片、可乐等糖质食品而变肥胖的极端案例日益增多，引起了人们的重视。

那么，拥有节约遗传基因的人怎么做才能瘦下来呢？正确答案是，**在"超级糖质控制饮食"的基础上，再加上卡路里控制饮食。**

我的一名患者是一位身高1.48米的女性，她就是节约遗传基因的携带者。原来她的总摄取卡路里是1200千卡，调整为1000千卡后，就顺利地瘦了下来。持续实践减糖健康法也瘦不下来的人，请试着减少200～300千卡的卡路里摄入。一天吃3餐，1餐少摄入70～100千卡，也就是半份豆腐左右的卡路里量。

**重点**

·存在着天生基础代谢量低，具有节俭遗传基因的人。

·节约遗传基因的持有者，要使用超级糖质控制饮食＋卡路里控制饮食才有效。

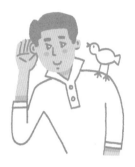

## 专栏⑥

# 纽约市发生的
# "苏打战争"是什么？

　　你知道2010年纽约市爆发的"苏打战争"吗？起因是该市为了压缩庞大的医疗费用，尝试减少导致肥胖的加糖碳酸饮料的消费。

　　美国联邦政府向月家庭收入低于2400美元的低收入人群发放粮食优惠券，但纽约市长提议用此优惠券将无法购买含糖的碳酸饮料。

　　低收入人群中糖尿病患者的人数是高收入人群的约4倍。而且，一天喝一次含糖碳酸饮料的人居住的地区使用优惠券的人很多。因此，该市的提案引起了饮料行业的强烈反对。之后发生了大纠纷，宛如战争一般。就我个人而言，当然是支持纽约市的提案的。

# 第7章

# 减糖法Q&A

找不到放弃
减糖健康法的理由

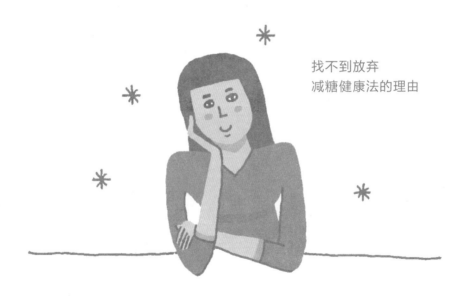

## 大脑消耗的能量

# 不摄入糖质头脑会变迟钝？

从结论来说，这个观点完全是误解。我想，**这种误解大概是源于"大脑只能使用葡萄糖作为能源"这一观点**。糖质在体内消化后会变成葡萄糖被吸收。葡萄糖是身体的基本能源。摄入糖质 3 ~ 4 小时后，以大脑为首，心脏、肌肉等很多地方都会使用葡萄糖，特别是大脑会使用大量的能量，所以葡萄糖的消耗量也会变多。

有人会认为，由于减糖会导致葡萄糖供应减少，因此大脑的机能也会相应变迟钝。可以断言的是，这是误解，因为虽然通过糖质控制饮食可以正常地改善高血糖，但是**因为肝脏能够产生葡萄糖，所以不会产生低血糖现象**。而且大脑还能将葡萄糖以外的物质，即酮体——由脂肪产生的物质，当作能源利用。

很多人还不知道酮体可以作为大脑优质的能源。即使是医生，也可以说一大半都不知道吧。现在还有很多医生会说："大脑只能使用葡萄糖作为能源。"其实，酮体可以通过作为大脑关口的"血脑屏障"。另外，大脑能使用酮体这个结论，在生物化学权威教科书《哈珀生物化学》中也有记载。

如果限制糖质摄入，脂肪就容易燃烧。与此同时，酮体的量也会增加。所以，**在糖质控制饮食的实践中，大脑会将酮体和葡萄糖都作为能源来充分利用**。很多试过减糖健康法的人都说"提高了工作的集中力和持续力"，这是我自己也切实感受到的。减糖不但不会使头脑迟钝，反而可以让头脑清醒。

◆ 减糖时大脑的能源

**Q** 会不会因为去除糖质而头脑变迟钝呢？

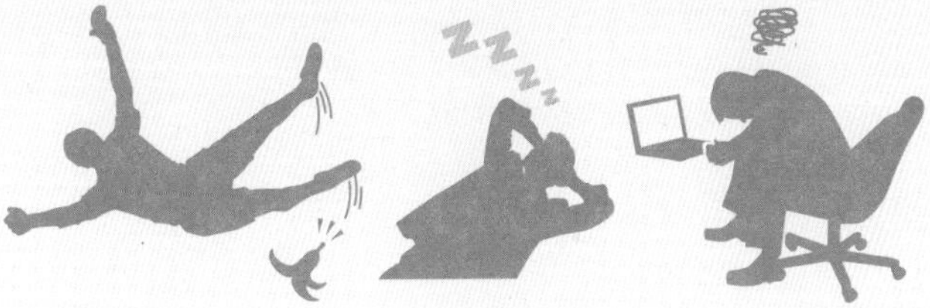

**A** 因为大脑会同时利用肝脏产生的葡萄糖和酮体，所以没问题！

如果实践减糖健康法

**葡萄糖＋酮体**

成为大脑的优质能源

◆ 减糖过程会让头脑清醒？！

① 糖 质 控 制 饮 食

↓

② 肝 脏 生 成

葡萄糖＋酮体

③ 集中力和持续力上升！

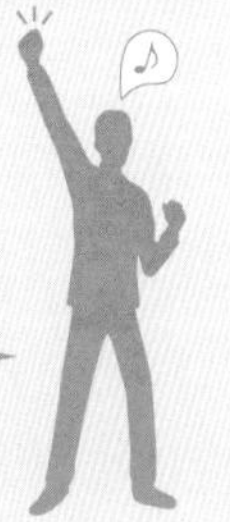

**重点**

· "不摄入糖质脑子会变迟钝"是一种误解。
· 通过减糖，酮体和葡萄糖都会成为大脑的能源。
· 通过脂肪分解生成的酮体是大脑的优质能源。

## 对营养失调的担心

# 糖质控制饮食会破坏营养均衡吗？

可以断言，**糖质控制饮食会导致营养失调是一种被陈旧的常识所束缚而产生的想法**。不，与其说这种想法过时，不如说"现在的高糖质饮食历史太短而缺乏根基"比较好吧。作为饮食生活方式，糖质控制饮食大约有700万年的历史，而大量摄取谷物（糖质）的饮食方式只有1万年的历史。也就是说，现在大量摄入糖质的饮食从人类本来的饮食生活来看是不合常识的，可以说是偏颇的营养摄入方法。**从人类漫长的历史来看，现在的饮食生活方式甚至可以说是"瞬间性的热潮"。**

一直以来，医生和营养师都推荐糖尿病患者采用糖质60%、脂肪20%、蛋白质20%的卡路里控制饮食。在1988年进行的健康调查之后，福冈县久山町为了预防糖尿病，以60%的糖质饮食为方针进行了彻底的指导。然而，2002年的健康调查显示，经过14年的努力，糖尿病患者不但没有减少，反而大幅增加。20世纪70年代，美国为了减少肥胖人口，举国努力抑制脂肪的摄入率。30年间，脂肪摄入率减少了，那么最重要的肥胖率怎么样了呢？结果是增加了 1 倍。至于糖尿病，患病人数 10 年间增加了 2.5 倍。理由很明显：因为**减少了脂肪摄入率而增加了糖质的摄入率**。

也有部分女性担心采用糖质控制饮食会得骨质疏松症。摄入少量牛奶是没关系的，小鱼、干虾、大豆、干酪类等糖质控制食品也都可以充分补充钙。而且研究表明，摄入高蛋白质食品的糖质控制饮食有预防骨质疏松症的效果。去除糖质的糖质控制饮食和摄入 60% 糖质的卡路里控制饮食，哪一个营养更均衡是不言而喻的。

**重点**

·推荐摄入 60% 糖质的饮食导致糖尿病患者激增。

·钙在糖质控制饮食中也能得到充分补充。

## 终点在哪里？

# 减糖健康法要
# 持续多久？

实行减糖健康法的目的多种多样。糖尿病患者希望借此防止病情继续恶化，减肥者则希望达到减肥的效果。

因此，**实行减糖健康法到什么时候，只能说要看个人的判断**。有些人减肥成功后便停止了，也有人想要"就维持这个体形吧！"而继续。

我当然希望让更多的人继续下去。而且，我想让周围的人都知道这个方法的效果。

一旦疏忽，健康就会受到损害。减糖健康法不仅可以改善现在所面临的健康问题，还具有预防效果。如果想要一直保持健康，我认为"没有理由放弃"。

但是也会有人受挫。**"美味、快乐、长久"**是糖质控制饮食的宣传语，所以感到难受的时候请不要忍耐，**将"超级"调整为"标准"或"初级"吧**。也有人只在周末不实行减糖饮食，这样也可以。想继续做一件事，多少需要柔韧性和妥协。如果每次摄入糖质都会有罪恶感，就会有压力。希望大家能放松下来，一边享受一边继续下去。

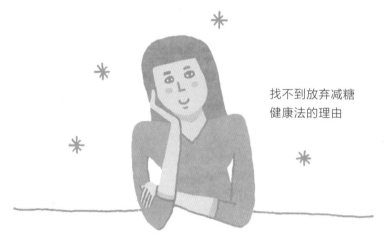

找不到放弃减糖
健康法的理由

▲为了未来的自己，让我们继续减糖吧。

**重点**

· 减糖健康法有很多好处，"没有理由放弃"。

· 想一边享受一边继续下去的话，柔韧性和妥协也是必要的。

## 不会影响生育吗？

# 怀孕期间可以限制糖质吗？

即使在怀孕期间持续实行减糖健康法也没有什么问题。**人类在700万年的减糖生活中，不断地怀孕生子，直到现在。**如果怀孕的时候实行减糖饮食有不好的影响，人类也不会存续到现在。在漫长的人类历史中，女性不怎么摄入糖质，却一直在妊娠、分娩、育儿。因此，不仅仅是怀孕时，**生育后和育儿中都请继续保持减糖状态，没有任何问题。**

如果继续实行减糖健康法，会把酮体用作能量，这种酮体对胎儿也很安全，所以不用担心。顺便说一下，**哺乳期的婴儿是处于高酮状态的，因为母乳是高脂肪低碳水化合物的食物。**

**应该注意的是妊娠中的高血糖。**最好不要摄入过多对母体和胎儿造成负担的糖质。另外，在孕期检查中发现患有妊娠糖尿病的案例并不少见。有数据显示，**孕期血糖值持续走高，容易导致流产或早产，也容易造成巨大婴儿。**因此，在怀孕期间适当控制血糖是非常重要的。

孕妇不能使用治疗糖尿病的药，因此控制血糖时要进行专门的胰岛素治疗。如果采用糖质控制饮食，不注射胰岛素就可以控制血糖，这对于患有妊娠糖尿病和糖尿病并发症的孕妇来说是很大的福音。我听说很多妊娠糖尿病患者由于持续实行糖质控制饮食而平安生下孩子，所以请放心地继续减糖饮食，生个健康的宝宝。

**重点**

· 妊娠中的高血糖会给母体和胎儿造成负担。

· 孕妇控制血糖时最适合采用糖质控制饮食法。

## 肉食减肥法和减糖健康法有什么不同？

肉食减肥法是兵库县崇高诊所的荒木裕老师提倡的减肥法。在饮食中尽量减少糖质这一点和减糖健康法是一样的。

即使不从外部摄入糖质，人体也能很好地运转。人本来就可以在自己的体内制造糖质，所以没有必要特意吃谷物和甜食来摄入糖质。糖质过量会促进胰岛素分泌导致肥胖，血管也会因此一点一点地受到损伤。

**在不摄入糖质这一点上，肉食减肥法和减糖健康法是一样的**，但是也有不同的部分。例如，在肉食减肥法中，豆浆和大豆制品是需要注意的，叶子类的蔬菜是可以的；而在减糖健康法中，这些都是可以吃的，蔬菜中糖质含量高的如果不吃太多就没问题，基本上没有严格的限制，但是富含淀粉的薯类是不可以的。最后，肉食减肥法禁止吃水果，但是减糖健康法并没有那么严格，而是希望**通过水果和蔬菜来补充人体无法合成的维生素C**。

这两种方法，基本思路相同，但细节有所不同。

减糖健康法可以说是"宽松"的方法，换句话说，是可以"让人松口气"的方法。具体分为"初级""标准""超级"三个阶段。糖质控制饮食之所以允许大家缓慢地进行，是因为希望能配合每个人的病情、嗜好和实际情况。

不管是肉食减肥法还是减糖健康法，不能摄入糖质这一点是一样的。我觉得可以都尝试一下，然后选择适合自己的方法就好了。

**重点**

- 实践肉食减肥法时，必须注意豆浆和大豆制品，禁止摄入水果。
- 减糖健康法中，豆浆、大豆制品是可以的，水果也不禁止。

**果然火锅最棒！**

## 感冒的时候推荐吃什么？

**感冒的时候吃"容易消化的、可口的东西"是常识。**因此，从很久以前在日本就流行着感冒要吃粥和乌冬面的说法。大家不是也有小时候在被子里喝过粥的记忆吗？

不用说，**粥和乌冬面是含有糖质的食物。**即使是感冒的时候吃血糖值也会变高。除了这两者，**对身体有益的食物还是有很多的。**

最简单的推荐是豆腐。直接冷吃不用费功夫，不想吃冷的话可以做成豆腐锅吃。稍微加点生姜，会让身体更暖和哦。

除此之外，能**让人身体暖和的食物还有蒸鸡蛋羹、鸡蛋汤、蔬菜汤、高汤、味噌汤、猪肉汤等**。这样看来，不觉得很丰富多彩吗？

这些比起粥和乌冬面，使用的食材更多，营养价值也很高，让身体恢复得更快。

### ◆ 减糖期间感冒的时候吃的食物

#### ①忍住不吃粥和乌冬面

 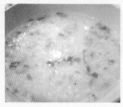 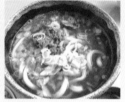

#### ②吃对身体有益的能带来温暖的食物

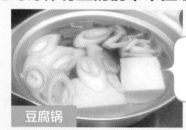

加上生姜，
身体更暖和

豆腐锅

| 蒸鸡蛋羹 | 鸡蛋汤 | 汤类 |
| --- | --- | --- |

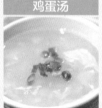 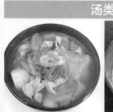 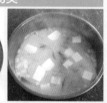

### ◆ 如果有了食欲，推荐火锅

①注意橙醋和涮锅的调味汁
里含有糖质！
②锅里的材料大多为糖质少的，
可以放心

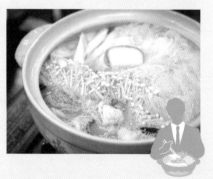

感冒治好后，食欲也会被激发出来。这种情况下，火锅❶是最棒的。如果是什锦火锅或涮肉锅，里面基本上都是糖质少的食材，所以请放心。吃火锅要注意橙醋和涮锅的调味汁，因为里面含有糖质，所以请不要蘸太多。

顺便说一下，火锅料理在感冒之外的时间吃也非常好。制作方法简单，整理起来也简单。我很喜欢火锅，冬天经常和家人一起吃。

最后再加上一句话，持续实行减糖健康法，会提高免疫力，也就不容易感冒了。

**重点**

·感冒的时候，应该吃糖质少、热乎的食物。

·豆腐、火锅在营养方面表现也很优秀。

·去除糖质能提高免疫力，会变得不容易感冒！

**血糖值会不会下降过多？**

# 担心减糖导致低血糖

如果血糖值上升，以血管为首，会给全身造成负担。那么血糖值下降导致低血糖怎么办呢？不用担心，因为**人体具有防止低血糖的机制**。

关于这个机制，首先要说的是**"糖原的分解"**。肝脏将从饮食中摄入的糖质转化成糖原来保存。体内的血糖值下降，就会分解糖原来恢复成葡萄糖。释放出来的葡萄糖能保持血糖值正常。另一个是**"糖新生"**。这是在体

---

❶ 这里的火锅是指日式火锅，和中国的火锅在汤底和食材上有所区别，请注意。——编注

内新制造葡萄糖的构造。以乳酸、氨基酸、甘油（脂肪的分解物）等体内的物质为原料，肝脏制作出葡萄糖然后送进血液中。因为有这样的构造，所以即使不从饮食中摄入糖质也不会出现低血糖。另外，糖新生会消耗很多能量，糖新生越是活跃地进行，减肥效果就越好。

此外，**葡萄糖、肾上腺素、肾上腺皮质激素等激素也有使血糖值上升的作用**。如上所述，人类的身体里准备了多种防止低血糖的机制。而另一方面，**防止高血糖的机制则只有分泌胰岛素一种**。

可以说，这是人类的身体对必须降低血糖值的情况还没有充分准备好的最好证明。人类的身体还无法应对现代社会的这种过量摄入糖质的生活方式。正因如此，希望大家能有意识地、有效地使用减糖健康法。

**重点**

·人类的身体还无法完全适应过多摄入糖质的饮食方式。

·有意识地实践减糖健康法，有助于健康。

## ◆ 作者介绍

### 江部康二

1950年出生于日本京都。毕业于京都大学医学部。任京都市右京区高雄医院理事长、医生。他以丰富的临床经验确立了对减肥、糖尿病治疗具有划时代效果的"糖质控制饮食"体系。博客《DOCTOR江部的糖尿病长期日记》（http://koujiebe.blog95.fc2.com/）每天更新有关糖尿病和糖质控制饮食的信息。

著作有《"减糖！"健康法》、《一生不胖的"苗条吃法"》（以上，PHP文库）、《不能因为吃太多碳水化合物而早死》、《如果去掉主食，糖尿病就会好起来！糖质控制饮食食谱集》（以上，东洋经济新报社）、《如果不吃主食就会变得健康》（钻石社）、《让糖尿病好转的糖质控制饮食》（夏目社）、《克服糖尿病和肥胖的高雄医院的"糖质限制"饮食》（讲谈社）、《吃饱也能轻松瘦下来的"饱腹减肥"》（软银新书），担任主编的书有《食品糖质量手册》、《糖质限制的教科书》（以上，洋泉社）等。

※P107—110中刊登的食谱摘录自《如果去掉主食，糖尿病就会好起来！糖质控制饮食食谱集》（江部康二著，东洋经济新报社）。

## 图书在版编目（CIP）数据

减糖全书 /（日）江部康二著；奉白译. — 北京：
北京联合出版公司，2022.3（2022.4 重印）
ISBN 978-7-5596-5831-9

Ⅰ.①减… Ⅱ.①江… ②奉… Ⅲ.①饮食营养学—
基本知识 Ⅳ.①R155.1

中国版本图书馆 CIP 数据核字（2022）第 000113 号

北京市版权局著作权合同登记 图字：01-2021-7061 号

YOKUWAKARU! SUGUDEKIRU! "TOSHITSU OFF" KENKOHO
Copyright © 2016 by Kouji EBE
Illustrations by Kouji MIYANO
All rights reserved.
First original Japanese edition published by PHP Institute, Inc., Japan.
This Simplified Chinese edition published by arrangement with
PHP Institute, Inc., Tokyo in care of Japan Uni Agency, Inc

共同制作：Creative-Sweet Co.,Ltd、柚木崎寿久

图片版权：©Naotake Murayama【3 ページ：パスタ /119 ページ：アクアパッツァ】/©jarumcaster【3、53、63 ページ：ごはん】/©Dèsirèe Tonus【9 ページ：ハンバーガー © ポテト】/©Fabian Reus【9 ページ：ラーメン】/©U.S. Department of Agriculture【45 ページ：オリーブオイル】/©Satoshi KINOKUNI【45 ページ：さんま】/©jeffreyw【63 ページ：パン】/©Mark Walker【67 ページ：ステーキ】/©F Delventhal【104 ページ：スープ】/©Vegan Feast Catering【104 ページ：汁もの】/©Jessica Spengler【104 ページ：サラダ】/©Hajime NAKANO【104 ページ：魚】/©TheBusyBrain【104 ページ：肉】/©Ryosuke Hosoi【104 ページ：そば】/©Glen MacLarty【119 ページ：テリーヌ】/©Arnold Gatilao【119 ページ：ブイヤベース】/©bizmac【119 ページ：生ハム】/©Bhakti Dharma【120 ページ：地中海】/©Lydia Liu【123 ページ：お刺身】/©bluewaikiki.com【123 ページ：豆腐】/©kobakou【123 ページ：焼き魚】/©ysakaki【123 ページ：野菜炒め】/©Toshihiro Gamo【123 ページ：焼き鳥】/©Alan Levine【123 ページ：ビール】/©Kyle May【123 ページ：ウイスキー】/©yuzuki matsushita【152 ページ：おかゆ】/©aki.kajitani【152 ページ：うどん】/©Spiegel【152 ページ：湯豆腐】/©Nori Norisa【152 ページ：茶碗蒸し】/©Steven Depolo【152 ページ：卵スープ】/©mari【152 ページ：汁もの（上）】/©smalljude【152 ページ：汁もの（下）】/©t-mizo【152 ページ：鍋料理】

## 减糖全书

作　　者：（日）江部康二　　　　　译　　者：奉　白
出 品 人：赵红仕　　　　　　　　　出版监制：辛海峰　陈　江
责任编辑：牛炜征　　　　　　　　　特约编辑：陈　曦
产品经理：周乔蒙　贾　楠　　　　　版权支持：张　婧
封面设计：Ⓚ青空·阿鬼 QQ:476454071　版式设计：任尚洁

北京联合出版公司出版
（北京市西城区德外大街 83 号楼 9 层　100088）
北京联合天畅文化传播公司发行
天津光之彩印刷有限公司印刷　新华书店经销
字数 152 千字　710 毫米 × 1000 毫米　1/16　11 印张
2022 年 3 月第 1 版　2022 年 4 月第 2 次印刷
ISBN 978-7-5596-5831-9
定价：58.00 元